Reinhard Laun

DEUTSCH B1, B2, C1
Sprachbausteine "Pflege"

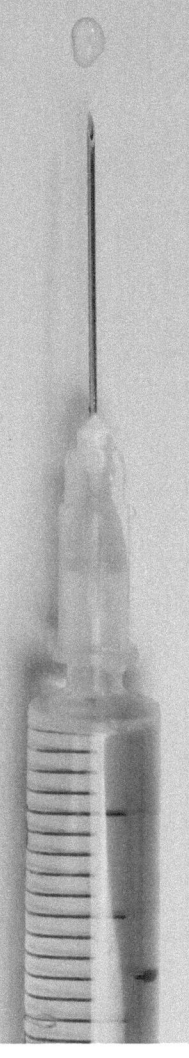

Das Werk und seine Teile sind urheberrechtlich geschützt. Jede Verwertung in anderen als den gesetzliche zugelassenen Fällen bedarf der schriftlichen Einwilligung des Autors.

Hinweis zu. §52a UrG: Weder das Werk noch Teile dürfen ohne eine solche Einwilligung überspielt, gespeichert und in ein Netzwerk eingespielt werden.

1.Auflage

© Reinhard Laun

Herstellung und Verlag:
BoD – Books on Demand,
Norderstedt

ISBN 978-3-754- 34140-7

Vorwort

Sprachbausteine sind bei vielen Deutschlernenden beliebt. Mit Hilfe dieser Übungen, die man teilweise auch bei offiziellen Sprachprüfungen findet, kann der Lernende sinnvoll seine Grammatikkenntnisse und seinen Wortschatz vertiefen.

Bei den Sprachbaustein-Übungen bekommt man einen Text mit Lücken, in die man fehlende Wörter einsetzen muss.

Man muss diese Wörter aber nicht selbst überlegen, sondern man bekommt eine Auswahl aus Wörtern angeboten.

Jedoch passt nur eines der angebotenen Wörter in die Lücke!

Die Aufgaben mit den Sprachbausteinen können in der Regel nur dann fehlerfrei gelöst werden, wenn man den Kontext der Übung versteht.

Wenn man den Sinn und die Aussage des deutschen Satzes versteht, ist es normalerweise sehr leicht, das passende Wort für die Lücke zu finden.

Der Autor wünscht allen Lernenden viel Erfolg!

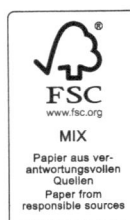

Reinhard Laun

DEUTSCH B1/B2/C1

Sprachbausteine „Pflege"

Inhaltsverzeichnis

1. Aufgabe   Wichtige Berufe im Gesundheitswesen

Die Altenpflege

Die Altenpfleger und Altenpflegerinnen arbeiten in Seniorenheimen, Kliniken oder bei privaten Pflegediensten. Das Tätigkeitsfeld eines Altenpflegers oder einer Altenpflegerin unterscheidet sich in einigen Punkten von dem der Krankenschwester oder des Krankenpflegers. Während es in _____1_____ um die Verabreichung von Medikamenten, Wechseln von Infusionen, Vorbereitung auf Operationen, Begleitung zu medizinischen Untersuchungen, Verabreichung von Injektionen, Allgemeine Krankenbeobachtung, Kontrolle der _____2_____ (Blutdruck _____3_____ , Temperatur, Blutzucker) usw. geht, dreht sich in einem _____4_____ oder in einer Seniorenresidenz ein großer Teil des Arbeitsablaufes um die sogenannte Grundpflege.

Die _____5_____ beinhaltet unter anderem: Hilfe beim Aufstehen und Zubettgehen, Hilfe beim Waschen, Duschen und Baden, Hilfe beim Ankleiden, Hilfe bei Toilettengängen, Hilfe bei der Fortbewegung allgemein, Hilfestellung bei der Nahrungsaufnahme und Betreuung und _____6_____ der Angehörigen. Diese sogenannten grundpflegerischen Tätigkeiten nehmen einen großen Teil des Tätigkeitsfeldes eines Altenpflegers oder eine Altenpflegerin in Anspruch. Da immer mehr Senioren unter komplexen Krankheitsbildern, welche auch in einem _____7_____ gut beobachtet werden müssen, leiden, gehört zu den Tätigkeitsgebieten eines Altenpflegers oder einer Altenpflegerin in einem Altenheim auch der Umgang mit Sonden und Kathetern, die Kontrolle des Blutdrucks und _____8_____, das Verabreichen von Insulinspritzen, das Anlegen von Verbänden, das Anlegen medizinischer Hilfsmittel (Korsett, Hörgerät, Beinschienen), die Verabreichung von Medikamenten und die Absprache der ____9_____ mit dem behandelnden Hausarzt oder Facharzt. Eine weitere große Aufgabe des Pflegers oder der Pflegerin ist die Kontaktpflege zu den Angehörigen. Diese soziale Aufgabe erfordert ebenfalls sehr viel Einfühlungsvermögen. Eine weitere soziale Herausforderung ist die Pflege und Begleitung sterbender Menschen. Ein Pfleger oder eine Pflegerin sollte bereit sein, die Herausforderungen körperlicher sowie psychischer Natur zu bewältigen. Die Dienstpläne der verschiedenen Heime sehen auch Dienste im zwei oder ___10_____ Schichtensystem sowie Arbeiten an Sonn- und ____11_____ vor.

Insgesamt ist der Pflegeberuf sehr anspruchsvoll und erfordert eine hohe Sozialkompetenz.

Die Ergotherapie

Mit Hilfe der Ergotherapie werden Menschen jeden Alters unterstütz ihre eingeschränkte Handlungsfähigkeit wieder zu erlangen oder zumindestens zu verbessern. Ziel ist, sie bei der Durchführung für sie bedeutungsvoller Betätigungen in den Bereichen Selbstversorgung, Produktivität und Freizeit in ihrer persönlichen Umwelt zu ____**12**____. Hierbei dienen spezifische Aktivitäten, Umweltanpassung und Beratung dazu, dem Menschen Handlungsfähigkeit _____**13**_____, gesellschaftliche Teilhabe und eine Verbesserung seiner Lebensqualität zu ermöglichen.

Die Ergotherapie wird sowohl stationär in psychiatrischen und psychotherapeutischen Kliniken als auch _____**14**_____ in Tageskliniken angeboten. Eine Bedeutung hat sie auch im ambulanten Bereich, etwa in freien Praxen oder in sozialpsychiatrischen Ambulanzen. Die Behandlung kann als Einzeltherapie, in Kleingruppen oder auch als Gruppentherapie durchgeführt werden.

Die Physiotherapie

Die Physiotherapie bildet den _____**15**_____ für die Krankengymnastik und die physikalischen Therapie. Als natürliches Heilverfahren nutzt die Physiotherapie natürliche Anpassungsmechanismen des Körpers, um Störungen körperlicher Funktionen gezielt zu behandeln oder als Maßnahme in der Gesundheitsvorsorge (_____**16**_____) diese zu vermeiden.

Die physiotherapeutsche Behandlung stellt eine Alternative und/oder sinnvolle Ergänzung zur medikamentösen und operativen Krankheitsbehandlung dar. Die Behandlung der Patienten kann in der Physiotherapei beispielsweise auch durch _____**17**_____ Therapiemethoden erfolgen. Verschiedene Anwendungsformen der Physikalischen Therapie sind:

- Behandlung mit mechanischen Reizen (Massage)
- Behandlung mit thermischen Reizen (Wärme und Kälte)
- Behandlung mit Wasser (Hydrotherapie)
- Behandlung mit Strom (Elektrotherapie)

Auf der Basis des Heilmittelkataloges, der das Regelwerk für eine notwendige, ausreichende und wirtschaftliche Versorgung mit Heilmitteln darstellt, verordnet der Arzt physiotherapeutische Übungen und Behandlungen. Auf _____**18**_____ vom Arzt steht dann z.B. allgemeine Krankengymnastik (KG), Neurophysiologische Krankengymnastik (KGN), Krankengymnastik am Gerät (KGG), Manuelle Therapie (MT) usw.

Nach einer gründlichen Untersuchung durch den Physiotherapeuten oder die Physiotherapeutin wird die Therapie durchgeführt, um die Leistungsfähigkeit des Gesamtorganismus zu verbessern oder wiederherzustellen. Wichtige Ziele in der Physiotherapie sind beispielsweise Linderung von Schmerzen, Förderung von Stoffwechsel und Durchblutung, Erhaltung und Verbesserung der Beweglichkeit und der Koordination, Erhaltung und Verbesserung der Kraft und der Ausdauer.

Der Zugang zum Menschen erfolgt in der Physiotherapie vorwiegend über die persönliche Kommunikation mit dem Therapeuten in Einzel-, aber auch in Gruppentherapie. Freundlichkeit und positive Grundeinstellung des Therapeuten werden in der Physiotherapie als Beitrag zur Verbesserung des Behandlungseffektes gesehen.

Typische _____**19**_____ der Physiotherapie sind zum Beispiel: Beratung zur Vorbeugung von Krankheiten, Therapie und Rehabilitation in ambulanten Praxen, Therapie und Rehabilitation in stationären und teilstationären Einrichtungen, kurative Medizin in Krankenhäusern usw. Der größte Teil der Verordnungen von physiotherapeutischen Maßnahmen bezieht sich auf Erkrankungen der Wirbelsäule und Gelenke. In Deutschland klagen 22 Millionen Menschen über wiederkehrende Rückenschmerzen. Wenn es darum geht, aktiv etwas für einen gesunden Rücken zu tun, ist man mit den " _____**20**_____ " (präventive Schulungsprogramme der Physiotherapie) gut beraten.

Physiotherapie wird außerdem verordnet bei Knochenbrüchen, Gelenkoperationen, Bänder-, Sehnen- und Muskelrissen, Amputationen, Gelenkerkrankungen, Erkrankungen im Bereich des Zentralnervensystems (z. B. bei Schlaganfall, Multipler Sklerose oder Querschnittslähmung), Erkrankungen der Atmungsorgane, Herz-Kreislauf- und Gefäßerkrankungen, Erkrankungen des Magen-Darm-Trakts, Nierenerkrankungen, Erkrankungen der Harn- und Geschlechtsorgane und anderen Erkrankungen.

Die Logopädie

In der Logopädie beschäftigen sich Logopäden, Sprachtherapeuten, klinische Sprechwissenschaftler und Sprachheilpädagogen mit Störungen der Sprache und Stimme, aber auch mit Krankheiten der Sprech- und _____21_____.

Die Behandlung von Erwachsenen und Kindern erfolgt beispielsweise in Logopädiepraxen, Praxen für Sprach- und Stimmtherapie, in Kliniken mit HNO- / Phoniatrischen Abteilungen und in Sozialpädiatrischen Zentren.

Typische Behandlungsgebiete in der ____22____ sind zum Beispiel: Sprachstörungen (z.B. Aussprache), Sprechstörungen (z.B. __23____) Stimmstörungen (z.B. Stimmbandlähmung), Schluckstörungen, Störungen der Sprache bei psychiatrischen, neurotischen, hysterischen und psychosomatischen Krankheiten usw.

	A	B	C
1	einer Residenz	einem Altenheim	einem Krankenhaus
2	Vitalwerte	Leberwerte	Nierenwerte
3	Puls	Entzündungswerte	Gewicht
4	Privathaushalt	Krankenhaus	Pflegeheim
5	Bedienung	Ausstattung	Grundpflege
6	Beratung	Pflege	Bedienung
7	Haushalt	Krankenhaus	Heim
8	Blutzuckers	Fruchtzuckers	Milchzuckers
9	Mahlzeit	Nachspeise	Medikation
10	drei	vier	fünf
11	Feiertagen	Wochentagen	Werktagen
12	stärken	schwächen	mindern
13	im Urlaub	im Alltag	an den Feiertagen
14	stationär	teilstationär	im Urlaub
15	Oberbegriff	Unterbegriff	Teilbegriff
16	Heilfürsorge	Prävention	Intervention
17	biologische	chemische	physikalische
18	dem Rezept	der Karteikarte	dem Smartphone
19	Interventionen	Kontraindikationen	Anwendungsbereiche
20	Rückenschulen	Yogaschulen	Diätberatungen
21	Atmungsorgane	Verdauungsorgane	Stimmorgane
22	Logopädie	Ergotherapie	Physiotherapie
23	Singen	Krächzen	Stottern

2. Aufgabe   Prostatakrebsfrüherkennung

Die Prostata (Vorsteherdrüse) gehört zu den inneren Geschlechtsorganen____1__ Mannes, genauso wie Hoden, Nebenhoden, Samenleiter, Samenblasen (Bläschendrüsen) und ____2_____ Drüsen in der Umgebung der Harnröhre.
Der Prostatakrebs ist gegenwärtig der am _____3____ diagnostizierte bösartige Tumor des Mannes – etwa 58.000 Männer erkranken ___4____ Jahr in Deutschland, etwa 12.000 sterben jährlich daran.
Krankenkassen und Ärzte setzen daher ___5__ auf Vorsorgeuntersuchungen, die von den Krankenkassen finanziert werden. Für Männer, welche eine Krebsfrüherkennungsuntersuchung ihrer Prostata wünschen, empfiehlt sich daher eine Tastuntersuchung durch den _____6_____. Diese Tastuntersuchung dauert keine 3 ____7____ und völlig schmerzlos. Weil sich die Prostata unterhalb der Harnblase unmittelbar vor dem Rektum befindet, ist sie für eine Untersuchung vom Rektum aus gut zugänglich. Durch diese Tastuntersuchung (digital rektale Untersuchung) ist z. B. eine _____8____ Prostata leicht festzustellen. Somit können ab einer gewissen Größe auch Tumore ertastet und entdeckt werden. Zusätzlich zur digitalen rektalen Untersuchung wird der Prostata-spezifische Antigen-Wert im ____9__ bestimmt. Das Prostata-spezifische Antigen (PSA) ist ein Protein (Eiweiß), das von den Prostatadrüsen gebildet wird. PSA ist ein Enzym, das von allen Männern und nur in der _____10____ gebildet wird. Weil nur Prostatazellen PSA herstellen können, ist es Prostata-spezifisch (daher der Name) und markiert sein Herkunftsorgan. Alle Prostatazellen, normale wie tumorös entartete, bilden PSA.
_____11_____bilden bis zu 10-mal mehr PSA als normale Prostatazellen. Deshalb eignet sich das PSA auch gut als Tumormarker: Mit der Höhe des PSA- Spiegels zeigt das Risiko eines Karzinoms. Die Ärzte gehen davon aus, dass bei Werten über 10 ng/ml in 50–80 % der Fälle ein Prostatakarzinom vorliegt.
Viele Urologen empfehlen bei _____12_____ ab 50 die Früherkennungsuntersuchung.
Eine Früherkennungsuntersuchung minimiert das Risiko, am Prostatakarzinom zu versterben, denn sie bezieht neben den diagnostischen Ergebnissen auch die persönlichen _____13_____ des Patienten, familiäre Dispositionen sowie den Einfluss von

Ernährungsgewohnheiten in das Untersuchungskonzept mit ein. Es ist jedoch nicht ____14___ Untersuchung mit anschließender Therapie unbedingt sinnvoll. Die Schwierigkeit in Diagnostik und Therapie liegt nun darin, dass sich das Wachstum des Prostatakarzinoms sehr _____15____ vollzieht. Ist der Tumor noch sehr klein oder wenig aggressiv im Wachstum, ist eine Therapie oft gar nicht notwendig. Hat die Geschwulst jedoch ein bestimmtes Stadium überschritten, ist ____16____ nicht mehr möglich. Sinn der Früherkennung durch den Urologen ist es also, die Karzinome zu erfassen, die aus dem unauffälligen Stadium herausgetreten sind, aber noch nicht die Grenze zu den nicht mehr komplett heilbaren Tumoren überschritten haben. Dieses Feld der organbegrenzten, ____17____ Karzinome kann nur durch regelmäßige Untersuchungen beim Urologen erfolgreich eingegrenzt werden. Die gesetzlich versicherten _____18___ ab 45 Jahren bekommen die Untersuchung von ihrer_____19_____ bezahlt. Trotzdem nehmen nur etwa 15 Prozent aller ____20_____ diese Möglichkeit der Früherkennung wahr.

	A	B	C
1	der	des	dem
2	kleinere	klein	groß
3	häufigsten	wenigsten	geringsten
4	jedes	alle	keinem
5	nicht mehr	keinesfalls	weiter
6	Kardiologen	Urologen	Dermatologen
7	Sekunden	Minuten	Stunden
8	vergrößerte	verkleinerte	geschrumpfte
9	Blut	Urin	Speichel
10	Prostata	Muskel	Mund
11	Blutzellen	Fettzellen	Karzinomzellen
12	Mann	Männer	Männern
13	Erbfaktoren	Risikofaktoren	Genfaktoren
14	jede	jedes	jeden
15	langsam	schnell	überhaupt nicht.
16	Erkrankung	Heilung	Krankheit
17	heilbaren	unheilbaren	gesunden
18	Frauen	Kinder	Männer
19	Finanzamt	Krankenkasse	Arbeitgeber
20	Männern	Mannes	Männer

3. Aufgabe   Bewegung ist Leben

Etwa 10 Millionen Menschen in der Bundesrepublik Bundesrepublik Deutschland leiden unter mehr oder ___1_____ starken Schmerzen. Fast 40% der Schmerzpatienten klagen ___2____ Rückenschmerzen, deren Ursprung in der Wirbelsäule zu liegen scheint. Fast 40% der Schmerzpatienten klagen über Rückenschmerzen, deren Ursprung __3__ der Wirbelsäule zu liegen scheint. Da unsere Wirbelsäule als statisches Achsenorgan in der Regel großen Belastungen ____4_____ ist, treten entsprechend häufig hier Verschleißerscheinungen auf, die über die normale Abnützung hinausgehen und _____5___ oft Beschwerden verursachen. Statistisch gesehen sind Rückenschmerzen bei Männern zu 14 % die ____6____ und bei Frauen mit 11% die zweithäufigste Ursache für Krankheitsausfälle. Die genaue Abklärung aller Schmerzursachen gehört in die Hand eines erfahrenen Arztes. Erst nach dem _____7____ Besuch und einer gründlichen Untersuchung steht die Diagnose und damit auch die Therapie fest. Jeder Mann und jede Frau hat es aber selbst in der ____8_____ durch geeignete Präventionsmaßnahmen dem Rückenschmerz Paroli zu bieten! Was heißt in diesem Zusammenhang „Prävention"? Kurzgefasst bedeutet Prävention Krankheitsvorbeugung. Somit hat _9_____ Präventionsmaßnahme das Ziel, gesundheitliche Schädigungen durch gezielte Aktivitäter zu verhindern, die Gesundheit zu fördern und zu erhalten und die Entstehung von Krankheiten zu verhindern. In entsprechenden Präventionskursen____10___ den Teilnehmern/ innen dann aufgezeigt, wie durch Programme zur gesunden Ernährung oder zur körperlichen Aktivität sowie zur betrieblichen Gesundheitsförderung entsprechende Risikofaktoren_____11_____ werden können usw.. Im Rahmen der sogenannten Primärprävention nach § 20 Abs. 1 SGB V __12____ jeder einzelne Krankenkassenversicherte entsprechende förderungsfähige Leistungen in Anspruch nehmen und bei anerkannten Kursanbietern „Gesundheitskurse wie z.B. Wirbelsäulengymnastik oder Rückenschulkurse" buchen.
Typische „Schlüsselbegriffe", __13___ zum Präventionsprinzip gehören, sind z.B.:

• Reduzierung von Bewegungsmangel ___14____ gesundheitssportliche Aktivitäten.

- Vorbeugung und Reduzierung spezieller gesundheitlicher Risiken durch geeignete verhaltens- und gesundheitsorientierte Bewegungsprogramme.
- Vermeidung von Mangel- und Fehlernährung
- Vermeidung und Reduktion von Übergewicht

In Rückenschulkursen/ Wirbelsäulengymnastik erfahren dann die Kursteilnehmerinnen u.a., wie wichtig ____15___ ist, dass sie sich z.B. viel bewegen, ihren Rücken geradehalten, __16_____ Bücken in die Hocke gehen, keine schweren Lasten tragen usw.

Die typische Zielgruppe der Rückenschulkurse / der Wirbelsäulengymnastik sind Krankenkassenversicherte mit besonderer Belastung des Haltungs- und Bewegungsapparates bzw. Versicherte ____17___ schwach ausgeprägter Rückenmuskulatur und Haltungsfehlern.

Zu den Kurszielen gehört u.a. ___18___ Kräftigung der Rumpfmuskulatur und das Erlernen von Strategien zur Vermeidung _____ Rückenschmerzen, das Einüben von Übungsprogrammen __20___ den Alltag,

	A	B	C
1	viel	wenig	weniger
2	auf	unter	über
3	in	wegen	auf
4	ausgesetzt	aussetzen	abgesetzt
5	wegen	deshalb	oder
6	häufigste	geringste	seltenste
7	Arzt	Heilpraktiker	Zahnarzt
8	Fuß	Kopf	Hand
9	jede	alle	keine
10	werden	wird	würde
11	maximiert	vergrößert	minimiert
12	darf	kann	soll
13	die	der	das
14	durch	wegen	welche
15	es	sie	er
16	beim	auf dem	im
17)	mit	auf	beim
18)	ein	eine	einer4
19	von	aus	an
20	an	für	aus

4. Aufgabe   Was ist Physiotherapie?

Physiotherapie ist eine Form der ___1____ Anwendung von Heilmitteln mit der vor allem die Bewegungs- und Funktionsfähigkeit ___2____ menschlichen Körpers wiederhergestellt, verbessert oder erhalten werden soll.

Der Physiotherapeut/die Physiotherapeutin orientiert sich ___3____ der Behandlung an den Beschwerden und den Funktions-, Bewegungs- bzw. Aktivitätseinschränkungen des Patienten, die bei ___4____ physiotherapeutischen Untersuchung festgestellt werden.

Die Behandlung zielt einerseits auf die natürlichen, physiologischen Reaktionen des Organismus (z. B. Muskelaufbau und Stoffwechselanregung), ___5____ auf ein verbessertes Verständnis der Funktionsweise des Organismus (Dysfunktionen/Ressourcen) und auf den eigenverantwortlichen Umgang mit dem Körper ab.

Physiotherapie bildet den Oberbegriff für die Krankengymnastik und die physikalische Therapie.

Die Physiotherapie ___6____ primär die ___7____ Fertigkeiten des Physiotherapeuten/der Physiotherapeutin, gegebenenfalls ergänzt durch natürliche ___8____ Reize (z.B. Wärme, Kälte, Druck, Strahlung, Elektrizität) und fördert die Eigenaktivität (koordinierte Muskelaktivität sowie die ___9____ Wahrnehmung) des Patienten. Die Behandlung ist an die anatomischen, physiologischen und kognitiven Gegebenheiten des Patienten angepasst. Das ___10____ jeder physiotherapeutischen Behandlung ist die Wiederherstellung, Erhaltung oder Förderung der Gesundheit. Ein weiteres Behandlungsziel ist sehr häufig auch die Schmerz-Reduktion.

Die Bewegungstherapie und die Krankengymnastik sind die ___11____ Hauptaufgaben der Physiotherapie.

Die physiotherapeutische Behandlung erfolgt auf ärztliche Verordnung z.B. als Allgemeine Krankengymnastik (KG), Neurophysiologische Krankengymnastik (KGN), Krankengymnastik am Gerät (KGG) oder Manuelle Therapie (MT) usw.

Bei der Verordnung richtet sich der Arzt, der das ___12____ ausstellt, nach dem Heilmittelkataloges.

Der Heilmittelkatalog ist ein Regelwerk, das die notwendige, ausreichende und wirtschaftliche Versorgung mit ___13____ sicherstellen soll.

Die Untersuchung und Behandlung des Physiotherapeuten/der Physiotherapeutin orientiert sich ___**14**___ der ärztlichen Verordnung am individuellen Problem des Patienten.

	A	B	C
1	innen	außen	äußerlichen
2	der	des	dem
3	vor	bei	von
4	die	der	das
5	andererseidts	andererseits	anderseit
6	benutzt	nützt	nutzt
7	manualen	mannuel	manuellen
8	physikalischen	physikalisch	physikalische
9	bewusst	unbewusste	bewusste
10	Ziel	Motto	Ursprung
11	beid	beide	beiden
12	Rezept	Rechnung	Vorgabe
13	Heilmittel	Hilfsmitteln	Heilmitteln
14	nach	auf	von

5. Aufgabe　　　Medikamente im Trinkwasser

Medikamente tragen zur Gesundheit von Menschen und Tieren bei. Wichtig aber ist, dass die Medikamente richtig entsorgt werden, __1_____ sie nicht unser Trinkwasser verunreinigen.

Medikamente dürfen ____2___ über die Toilette oder Spüle entsorgt werden, sondern nur über den Restmüll, die Apotheke oder den Recyclinghof. In Deutschland gibt es keine ___3____ Regelung zur Entsorgung von Medikamenten und Arzneimitteln. Um unsere Umwelt und Gewässer nachhaltig zu schützen, ist die sachgemäße Entsorgung von Arzneimitteln jedoch _4_____ wichtig.

Auf der Webseite www.arzneimittelentsorgung.de wird beschrieben, wie man Arzneimittel umweltbewusst entsorgen kann.

Für die Sendung „Die Tricks mit unserem Wasser" hat ein _5_____ Norddeutschen Rundfunk (NDR) beauftragtes Labor Wasserproben an verschiedenen Entnahmestellen im Norden von Deutschland auf Mikro-Schadstoffe untersucht. Dabei ____6___ das Labor den Schmerzmittel-Wirkstoff Diclofenac im Wasser aus einem Klärwerksauslauf in Lübeck (2,27 Mikrogramm pro Liter) und im Wasser der Elbe in Hamburg (0,03 Mikrogramm pro Liter). Bei anderen Untersuchungen fanden sich bereits Spuren des Schmerzmittelwirkstoffs Diclofenac und andere Medikamentenrückstände _7_____ Trinkwasser.

Diclofenac ist ein Arzneimittelwirkstoff, der in Schmerztabletten oder zur äußerlichen Anwendung in Schmerzsalben und -gelen eingesetzt wird. In Deutschland liegt der ___8____ bei rund 85 Tonnen jährlich. Die im Abwasser nachweisbaren Spuren von Diclofenac sind sowohl auf oral als auch lokal angewendete Medikamente zurückzuführen. Diclofenac ___9____ nach der oralen Aufnahme über den Urin und bei Salben und Gels mit der nächsten Dusche ins Abwasser gelangen kann. Die Wasserversorger wünschen sich eine Art "Umweltverträglichkeitsampel" auf Medikamentenverpackungen. Es sei hilfreich, wenn Menschen wüssten, dass die Medikamente, die sie gerade nehmen oder entsorgen, biologisch ___10_____ abbaubar sind, sagt der Experte von den Hamburger Wasserwerken. Das Bundesgesundheitsministerium hingegen erklärt, Angaben zur Umweltverträglichkeit auf der Verpackung seien nach den Vorschriften des Arzneimittelgesetzes nicht zulässig.

Fachleute gehen davon ___11____, dass der Arzneimittelverbrauch aufgrund der demografischen Entwicklung auf lange Sicht vermutlich

11

weiter ansteigen wird. Damit werde höchstwahrscheinlich auch
___12____ Menge an Arzneimittelrückständen in der Umwelt ansteigen.
Die Gewässer und damit die Trinkwasser-Ressourcen müssten
__13_____ vermeidbaren Einträgen ___14____ geschützt werden.

	A	**B**	**C**
1	deshalb	dass	daher
2	damit	deshalb	daher
3	immer	teilweise	keinesfalls
4	einheit	einheitlich	einheitliche
5	wenig	keinesfalls	sehr
6	fand	fant	fandt
7	aus	beim	im
8	Gebrauch	Verdienst	Verbrauch
9	muss	darf	kann
10	leicht	kaum	schwer
11	an	aus	um
12	der	die	das
13	vor	von	aus
14	vorhaltig	nachhaltig	aushaltig

6. Aufgabe   Wärme- und Temperaturregulation

Da der Mensch zu den gleichwarmen Lebewesen gehört, wird seine Körpertemperatur ___1____ zusätzliche Wärmeproduktion und Regelmechanismen, ___2____ von der Umgebungstemperatur, in gewissen Grenzen konstant gehalten.

Man unterscheidet zwei Temperaturbereiche beim Menschen:

1. die relativ konstante Körperkerntemperatur von ca. 37 °C in den Körperhöhlen und

2. die mehr oder weniger schwankende Körperschalentemperatur von Haut und Gliedmaßen.

Voraussetzung für eine konstante Körpertemperatur ist ein Gleichgewicht zwischen der Wärmeproduktion, der Wärmeaufnahme (nur wenn Umgebungstemperatur über der Körpertemperatur liegt) und der Wärmeabgabe.

Die Wärmeproduktion steht in ___3____ engen Zusammenhang mit der Verbrennung ___4____ Nährstoffen. Die Energie, die bei der Verbrennung freigesetzt wird, wird teilweise in Muskelarbeit ___5___ oder als Fett abgespeichert. Der größte Teil der gewonnenen Energie wird als Wärme ___6____ . Die Wärme wird in unserem Körper durch das Blut verteilt.

Genauso wichtig wie die Konstanthaltung der Körpertemperatur ist die Wärmeabgabe überschüssiger Wärme ___7____ die Umgebung. Der Wärmetransport von der Haut in die umgebende Luft (= äußerer Wärmestrom) erfolgt in Ruhe und bei einer Umgebungstemperatur von 20 °C bis zu ca. 70 % ___8____ Wärmestrahlung.

Die bessere Wärmeleitfähigkeit von Wasser macht sich der Körper bei der Wärmeabgabe durch die Atemluft und durch die Schweißbildung zunutze. Das Wasser der Atemwege und ___9____ Schweißdrüsen wird erwärmt und verdunstet anschließend. Es entsteht eine Verdunstungskälte, da diese Wasserverdunstung dem Körper ___10____ Wärmemengen entzieht.

Die Aufrechterhaltung der Körperkerntemperatur von 37 °C ist das Ergebnis eines biologischen Regelkreises. Das Temperaturregulationszentrum liegt im Hypothalamus des Zwischenhirns und speichert den Sollwert (normal 37 °C). Durch Thermorezeptoren in der Haut, im Rückenmark und im Hypothalamus erfolgt die Messung des Istwertes, der dem Zentrum zum ___11____ mit dem Sollwert zugeleitet wird. Die Mechanismen zur Regulation der Körpertemperatur sind Verengung (Vasokonstriktion) und Erweiterung (Vasodilatation) der Hautblutgefäße, Schweißsekretion und Veränderung der Wärmebildung.

Mit Hilfe eines Thermometers __12_____ man die Körpertemperatur messen. Die Körpertemperatur wird einigermaßen genau dort gemessen, wo größere Blutgefäße dicht unter der äußeren Haut bzw. Schleimhaut verlaufen oder Haut auf Haut liegt und der Einfluss der Umgebungstemperatur weitestgehend ausgeschlossen

werden kann. Für die Messung der Körpertemperatur sind folgende drei Stellen gut geeignet:

• ___13____ (Rektum),

• Mundhöhle und

• Achselhöhle.

Die nähere Bestimmung der Körperschalentemperatur.

___14____ durch Messung der Hauttemperatur an mehreren Hautstellen (zum Beispiel Stirn, Arm, Bein). Die genauesten Werte liefert die rektale Messung am __15_____ sofort nach dem Erwachen (Morgen- oder Aufwachtemperatur).

	A	**B**	**C**
1	deshalb	durch	in
2	abhänge	abhängig	unabhängig
3	ein	eines	einem
4	aus	in	von
5	abgesetzt	eingesetzt	umgesetzt
6	frei	gebunden	gefesselt
7	an	aus	bei
8	durch	wegen	von
9	der	die	das
10	erhebliche	mindere	unerhebliche
11	Abgleich	Vergleich	Angleich
12	muss	darf	kann
13	Dünndarm	Dickdarm	Mastdarm
14	befolgt	erfolgt	gefolgt
15	Morgen	Mittag	Abend

7. Aufgabe   Infektionsschutz durch Impfen

In der Bundesrepublik Deutschland besteht grundsätzlich ___1___ Impfpflicht! Jedoch empfiehlt das Robert Koch Institut (RKI) Impfungen und andere Maßnahmen der ___2__ Prophylaxe.

Impfungen gehören zu den wirksamsten und wichtigsten präventiven ___3__, die in der Medizin zur Verfügung stehen. Moderne Impfstoffe sind gut verträglich und unerwünschte Arzneimittelnebenwirkungen werden nur in seltenen Fällen beobachtet. Unmittelbares ___4__ der Impfung ist es, den Geimpften vor einer ansteckenden Krankheit zu schützen. Bei Erreichen hoher Impfquoten ist es ___5__, einzelne Krankheitserreger regional zu eliminieren und schließlich ___6__ auszurotten. Die Elimination der Masern und der Poliomyelitis sind erklärte und ___7__ Ziele nationaler und internationaler Gesundheitspolitik.

Für Poliomyelitis ist dieses Ziel u.a. in Europa ___8__ erreicht worden. Seit Beginn des Jahres 2020 leiden Menschen in der ganzen Welt. an Covid-19, der ___9__ das Coronavirus SARS-CoV-2 verursachten Krankheit. Ab Januar 2021 stehen auch ___10__ das Coronavirus SARS-CoV-2 geeignete Impfstoffe zur Verfügung.

Wichtige Empfehlungen der Ständigen Impfkommission (STIKO) mit den Impfempfehlungen für Säuglinge, Kleinkinder, Jugendliche und Erwachsene und __11___ Tabelle der Indikations- und Auffrischimpfungen findet man auf den Webseiten des Robert Koch Instituts.

Es gehört zu den ärztlichen Aufgaben eines ___12__, für einen ausreichenden Impfschutz der von ihm betreuten Patienten zu sorgen. Bedeutsam ist dabei, die Grundimmunisierung bei Säuglingen und Kleinkindern frühzeitig entsprechend den STIKO- Empfehlungen und ohne ___13__ Verzögerungen zu beginnen sowie zeitgerecht abzuschließen.

Nach der Grundimmunisierung stellen ___14__ Auffrischimpfungen bis zum Lebensende sicher, dass der notwendige Impfschutz erhalten bleibt. Individuelle Fragen zu Impfungen sollten mit dem verantwortlichen Arzt im Rahmen der gesetzlichen Aufklärungspflicht besprochen werden.

	A	B	C
1	keine	keiner	keines
2	spezifisch	spezifische	spezifischen
3	Maßnahm	Maßnahme	Maßnahmen
4	Ursache	Wirkung	Ziel
5	möglich	unmöglich	wahrscheinlich
6	weltweit	lokal	regional
7	erreichbar	erreichbare	unerreichbare
8	sofort	bereits	niemals
9	durch	mit	von
10	gegen	mit	für
11	der	die	das
12	Sanitäters	Arztes	Rettungsassistenten
13	nötigen	unnötigen	zeitnahen
14	regelmäßige	unregelmäßige	unnötige
15	individuelle	fachliche	unnötige

8. Aufgabe   Die Dekubitusprophylaxe

Der Fachbegriff „Dekubitus" ist die _____1_____ Bezeichnung für ein Druckgeschwür. Umgangssprachlich redet man auch von Wundliegen. Ursache kann ein dauerhafter, starker Druck sein.
____2_____ kommt es zu einer lokalen Schädigung der Haut und des drunterliegenden Gewebes aufgrund der hohen Druckbelastung, die die Durchblutung der Haut ____3___ . Betroffen sind vor allem weitgehend bewegungsunfähige, bettlägerige Patienten sowie Rollstuhlfahrer. Mögliche Ursachen für einen ___4_____ können beispielsweise langes, bewegungsloses Sitzen oder Liegen, dünne, wenig elastische Haut, Diabetes, _____5_____ Schmerzempfindlichkeit, geringer Körperfettanteil, Inkontinenz, bestimmte Medikamente, Übergewicht, mangelnde Pflege, Mangelernährung und bestehende Hautkrankheiten ___6___ . Damit es bei dem pflegebedürftiger Patienten erst gar nicht zu einem Dekubitus kommt, ist eine Dekubitusprophylaxe erforderlich..
In der Krankenpflege ___7___ die „Dekubitusprophylaxe" im Sinne von Vorbeugung und Verhütung verwendet. Synonym wird der Begriff »Prävention« genutzt. In der Gesundheits- und Krankenpflege hat die „_____8_____ " einen hohen Stellenwert.
Pflegebedürftige Patienten/Bewohner erhalten grundsätzlich eine Prophylaxe, die die Entstehung eines _____9_____ verhindert. Zu diesen vorbeugenden Maßnahmen gehören Anti-Dekubitus-Hilfsmittel wie beispielsweise Schaumstoffmatratzen, Gel- oder Luftkissen, Schaffellauflagen, ____10_____ Sitzkissen für Rollstuhlfahrer etc. Aber auch das regelmäßige Umlagern und Mobilisieren von bettlägerigen Patienten, das häufige Wechseln von Kleidung und _____11_____ , die Hautpflege, eine ausgewogene Ernährung, und eine ausreichende Flüssigkeitszufuhr sind Teil einer Dekubitusprophylaxe.
Wird die _____12_____ von den Pflegepersonen nicht sorgfältig genug durchgeführt, können sich bei den pflegebedürftigen Patienten Wunden infizieren. Es kann __13___ zu Komplikationen wie Knochenmarks- und Knochenentzündungen, Lungenentzündungen, Knochenabszessen oder Blutvergiftungen kommen.
Bei einem bestehenden Dekubitus verläuft der _____14_____ trotz optimaler Pflege schleppend und

langwierig. Es besteht grundsätzlich ein erhöhtes Rückfallrisiko nach einem behandelten _____**15**_____ .
Um so wichtiger ist eine bestmöglich Dekubitusprophylaxe, dass es erst gar nicht zu einem Dekubitus kommt.

	A	**B**	**C**
1	medizinische	physikalische	chemische
2	weil	dadurch	denn
3	fördert	aufweicht	stört
4	Sturz	Infektion	Dekubitus
5	starke	reduzierte	erhöhte
6	sein	waren	haben
7	ist	wird	hat
8	Müdigkeit	Stationspflege	Dekubitusprophylaxe
9	Dekubitus	Beinbruchs	Hustenanfalls
10	spezielle	billige	alte
11	Hüten	Krawatten	Bettwäsche
12	Umbettung	Ernährung	Dekubitusprophylaxe
13	dann	seitdem	niemals
14	Dekubitus	Durchfall	Heilungsprozess
15	Armbruch	Dekubitus	Hexenschuß

9. Aufgabe   Das Coronavirus

Was man über das Coronavirus wissen muss

Die von der Weltgesundheitsorganisation (WHO) vergebene Bezeichnung Covid-19 bezeichnet ___1__ Lungenkrankheit, die das Virus SARS-CoV-2 (= „"severe acute respiratory syndrome coronavirus 2") auslöst.

Das Coronavirusirus ___2__ ähnlich wie das Grippevirus und Erkältungsviren per Tröpfcheninfektion übertragen – das heißt: beispielsweise über Speicheltröpfchen, die beim Husten, Niesen, Singen oder Sprechen aus Mund oder Nase herausgeschleudert ___3__. Auch über winzige Flüssigkeitströpfchen, das sogenannte ___4__, kann man sich anstecken. Aerosole sind kleinste Partikel, Tröpfchenkerne mit einem Durchmesser von ___5__ fünf Mikrometer, die in der Luft schweben. Das Aerosol kann für längere ___6__ in der Raumluft vorkommen, vor allem in kleinen, nicht oder ___7__ belüfteten Räumen. Zu anderen Menschen sollte man mindestens anderthalb bis zwei ___8__ Abstand halten, in ___9__ Räumen eventuell auch mehr. Häufiges Lüften empfiehlt sich. Um andere zu schützen, sollte man beim Husten oder ___10__ stets ein Taschentuch verwenden oder die Ellenbeuge nutzen. Ein weiterer Ansteckungsort sind zum Beispiel auch Flächen, denn auch über den Kontakt mit Oberflächen, auf denen sich Virusteilchen befinden können, ist eine Ansteckung denkbar. Um sich vor einer ___11__ durch diese Schmierinfektion zu schützen, sollte man zum Beispiel auf Händeschütteln verzichten und sich oft gründlich die Hände mit ___12__ waschen. Zudem ist es wichtig, sich nicht ins Gesicht zu fassen, da Mund, Nase und ___13__ "Eintrittspforten" für das Virus sein könnten. Außerdem kann das Tragen einer Mund-Nasen-Bedeckung, eine sogenannte FFP"- Maske, in öffentlichen Räumen dazu beitragen, dass sich das neuartige Coronavirus langsamer ausbreitet.

Bei einer Coronavirusinfektion können folgende Symptome auftreten: Fieber, Husten, Schnupfen, Geruchs- und Geschmacksstörungen. Außerdem kann es auch zu einer Erschöpfung und Kurzatmigkeit, zu Kopf- und Gliederschmerzen, Appetitlosigkeit, Halsschmerzen, Durchfall, Erbrechen und Hautausschlag kommen.

Das Virus hat eine Inkubationszeit von durchschnittlich fünf bis sechs ___14___. Manchmal kann die Zeit bis zum Ausbruch der Coviderkrankung auch bis zu 14 Tage dauern.

Der Erreger kann die unteren Atemwege befallen und bei einem Teil der Infizierten Lungenentzündungen verursachen. Ein sogenanntes Akute Atemnot-Syndrom (englisch: Acute Respiratory Distress Syndrome, ARDS) kann die Folge sein. Das Virus wirkt sich unter Umständen auch auf die Herzgesundheit aus, führt eventuell zu neurologischen Symptomen oder zu Blutgerinnseln.

Schwere Verläufe sind auch schon bei jüngeren Menschen vorgekommen. Aber auch Menschen, die keine bekannte Vorerkrankungen hatten, sind schon schwer erkrankt.

Wie bei anderen Krankheiten auch, gibt es auch beim Coronavirus bestimmte Risikofaktoren, die einen schweren Verlauf begünstigen. Dazu zählen unter anderem höheres Alter, ___15___, Fettleibigkeit, männliches Geschlecht, Herz-Kreislauf-Krankheiten, chronische Lungenerkrankungen wie COPD, Diabetes mellitus, geschwächtes ___16___ und Krebserkrankungen. Kinder scheinen seltener als Erwachsene Krankheitszeichen zu zeigen oder gar einen schweren Verlauf zu entwickeln.

Seit Ende Dezember 2020 wird in Deutschland gegen Covid-19 geimpft. Derzeit sind mRNA-Impfstoffe und Vektor-basierte Impfstoffe zugelassen. Die Ständige Impfkommission (STIKO) hat Empfehlungen erarbeitet, wer wann geimpft werden sollte. Da die Impfstoffe im Moment nur ___17___ verfügbar sind, haben bestimmte Gruppen Priorität, zum Beispiel Menschen mit einem hohen Risiko für einen schweren oder tödlichen Verlauf der Infektion.

Bei Verdacht auf eine SARS-CoV-2 Ansteckung kann man sich in Testzentren ___18___ testen lassen. Für die Tests stehen PCR-Tests und Antigentests zur Verfügung.

Wer an dem Coronavirus mild erkrankt, sollte sich wie bei einer Erkältung verhalten: Ruhe und viel Schlaf tun gut.

Bei leicht bis mittelschwer erkrankten Menschen flauen die Symptome laut RKI nach gut zwei Wochen ab. Bei schweren bis sehr schweren Infektionen kann es Wochen bis Monate dauern, bis sich die Betroffenen davon erholen.

(Quelle: Apotheken-Rundschau)

	A	**B**	**C**
1	der	die	das
2	ist	wird	war
3	sind	waren	werden
4	Emulsion	Aerosol	Lysol
5	über	unter	exakt
6	Zeit	Strecke	Raum
7	schlecht	sehr gut	gut
8	Millimeter	Zentimeter	Meter
9	großen	kleinen	offenen
10	Trinken	Toilettengang	Husten
11	Krankheit	Impfung	Ansteckung
12	Seife	Haarshampoo	Butter
13	Füße	Haut	Auge
14	Stunden	Tagen	Wochen
15	Trinken	Fasten	Rauchen
16	Herz	Immunsystem	Leber
17	begrenzt	unbegrenzt	grenzenlos
18	kostenpflichtig	nicht	kostenlos

10. Aufgabe   Volkskrankheit Bluthochdruck

Der menschliche Körper wird durch die Pumptätigkeit des Herzens kontinuierlich mit ___1___ und somit mit lebensnotwendigem Sauerstoff und Nährstoffen versorgt.

Mit jedem Herzschlag übt das Blut Druck auf die ___2___ aus.

Bei der Messung des Blutdrucks unterscheidet man zwischen dem systolischen und dem ___3___ Blutdruck.

Während der systolische Blutdruck derjenige Druck ist, der entsteht, wenn sich der ___4___ zusammenzieht und sauerstoffreiches Blut in die Gefäße pumpt, ist der diastolische Blutdruck jener Druck, der beim Erschlaffen der Herzmuskulatur auf die Gefäße einwirkt.

Der Blutdruck wird in der Einheit „___5___ Quecksilbersäule" gemessen, abgekürzt mmHg. Die Messwerte werden stets paarweise angegeben. Dabei steht der höhere systolische Wert vorn und der niedrigere diastolische Wert hinten. Eine Person, deren Messwerte beispielsweise mit 118/72 Millimeter Hg angegeben werden, hat also einen systolischen Blutdruck von 118 mmHg und einen diastolischen Blutdruck von 72mmHg.

Der Referenzbereich des systolischen Blutdrucks liegt zwischen 120 mmHg und 80 mmHg.

Ist der Blutdruck höher, spricht man von einer ___6___, ist er erniedrigt, lautet der Fachausdruck ___7___.

Bluthochdruck, die Hypertonie, ist vor allem in den Industrieländern eine weit verbreitete Erkrankung, eine Volkskrankheit geworden.

Viele Menschen in Deutschland leiden unter einem zu ___8___ Blutdruck ohne es zu wissen. Denn die sogenannte "arterielle Hypertonie" verursacht normalerweise keine spürbaren Beschwerden und wird daher häufig übersehen oder verharmlost.

Typische Symptome einer Hypertonie können beispielsweise Schwindel, ___9___ am frühen Morgen, Nasenbluten, Ohrensausen, Herzklopfen und unklare Herzbeschwerden sein.

Doch ein anhaltend hoher Blutdruck in den Arterien schadet den Gefäßen und dem Herzen. Die Gefäßwände werden starrer, verhärten und verengen sich. Es besteht eine höhere Neigung zu ___10___, da sich an den kritischen Stellen vermehrt Fette und Kalk ablagern können.

Langfristig werden auch die feinen Blutgefäße des ___11___, des Herzens, der Nieren und dergleichen in Mitleidenschaft gezogen und das Risiko für einen Schlaganfall oder Herzinfarkt steigt. Auch die Augen können geschädigt werden.

Bluthochdruck ist ein zentraler Risikofaktor für Erkrankungen der Hirngefäße und des Herzens. Darüber hinaus hat Bluthochdruck einen direkten ungünstigen Einfluss auf den Herzmuskel, der als Reaktion auf den langfristig erhöhten Druck mit der Zeit verdicken und so allmählich seine Funktionsfähigkeit einbüßen kann. Die Folge ist dann am Ende meist eine ___12___.

Ebenso können durch einen permanent zu hohen Blutdruck und die damit verbundenen Gefäßveränderungen das Gehirn oder die ___13___ geschädigt werden. Im ungünstigsten Fall kann es auch zu einem Nierenversagen kommen.

Außerdem gilt Bluthochdruck auch als Risikofaktor für ___14___!
Eine regelmäßige Kontrolle des Blutdrucks ist daher wichtig.

Nur durch eine regelmäßige persönliche und ärztliche Kontrolle kann eine eventuelle Hypertonie medikamentös eingestellt werden.

Neben der medikamentösen Therapie ist es aber auch enorm wichtig, bei Bluthochdruck ein gesundheitsbewusstes Leben zu führen, sich gesund zu ernähren, Sport zu treiben und Stress in seinem Alltag zu reduzieren.

	A	B	C
1	Serum	Blut	Plasma
2	Hirnnerven	Gefäßwände	Blutkörperchen
3	hypertonen	diastolischen	normalen
4	Oberarmmuskel	Wadenmuskel	Herzmuskel
5	Mikrometer	Millimeter	Zentimeter
6	Hypotonie	Hypertonie	Supertonie
7	Subtonie	Hypertonie	Hypotonie
8	normalen	niedrigen	hohen
9	Durchfall	Husten	Kopfschmerz
10	Arteriosklerose	Osteoporose	Frakturen
11	Leber	Gehirns	Milz
12	Demenz	Ohnmacht	Herzmuskelschwäche
13	Nieren	Leber	Milz
14	Osteoporose	Demenz	Diabetes II

11. Aufgabe   Ernährung im Alter

Ältere , aber auch unterernährte pflegebedürftige Menschen benötigen in der Regel unterstützende Maßnahmen zu ihrer Ernährung, um fettfreie Körpermasse aufzubauen. Die orale _____1_____ ist für Menschen mit Essstörungen schwierig. Daher wird für manche hochbetagte Patienten eine Ernährungsunterstützung benötigt. Zu den bekannten Maßnahmen, die die Nahrungsaufnahme manchmal verbessern können, ___2_____ zum Beispiel:
- Ermunterung der Patienten zum Essen
- Erwärmen oder Würzen von Lebensmitteln
- Bereitstellung bevorzugter oder stark gewürzter Speisen
- Anregung zum Verzehr kleiner Portionen
- __3_____ von Mahlzeiten
- Hilfe bei der Nahrungsaufnahme.

Die Nahrungsunterstützung kann oral, über eine Magensonde oder parenteral erfolgen. Es ist wichtig, dass die Pflegekräfte vor der Nahrungsunterstützung den individuellen Nährstoffbedarf des _____4_____ ermitteln.

Der notwendige Gesamtenergieverbrauch ergibt sich auf der Basis des Körpergewichts, den körperlichen Aktivitäten und den jeweiligen Stoffwechselbelastungen der zu pflegenden Personen.

Der Gesamtenergieverbrauch entspricht der Summe aus
1. dem Grundumsatz, der in der ___5____ etwa 70% des Gesamtenergieverbrauchs beträgt,
2. der vom Nahrungsstoffwechsel beanspruchten Energie (10% des Gesamtenergieverbrauchs)
3. der bei körperlicher Aktivität umgesetzten Energie (20% des Gesamtenergieverbrauchs)

Hochbetagte Patienten haben aufgrund ihrer geringeren _____6_____ und eines höheren Fettanteils im Körper einen anderen Stoffwechsel wie junge Menschen. Entsprechend niedriger ist der tägliche Energieumsatz im hohen Alter.

Zusätzlich zu der ohnehin _____7_____ Verdauungstätigkeit im Alter kann eine regelmäßige Medikamenteneinnahme die Magen-Darm-Tätigkeit beeinträchtigen. Sollten ältere Menschen im Zusammenhang mit der Einnahme eines neuen Medikaments Veränderungen bei Appetit, _____8_____ , Verdauung oder Gewichtsverlust beobachten, sollte das dem behandelnden Arzt zeitnah berichtet werden. Einige chronische oder akute Krankheiten erfordern eine spezielle _____9_____ , um Symptome zu lindern oder eine Verschlimmerung der Krankheit zu vermeiden. Krankheiten, die mit Ernährungsproblemen einhergehen können, sind beispielsweise Demenz, Diabetes mellitus, Parkinson-Syndrom, _____10_____ oder Altersdepressionen, rheumatische oder entzündliche Erkrankungen usw. Neben den Ernährungsproblemen kann auch der Flüssigkeitshaushalt im Alter beeinträchtigt sein. Empfehlenswert sind mindestens 1,50 l Wasser pro Tag zu __11_____ . Bei Senioren ist oft das Durstempfinden gestört. Daher verspüren alte Menschen erst spät oder gar keinen Durst mehr. Abhilfe schaffen feste Trinkpläne ____12___ Erinnerungshilfen zum Trinken. Wenn die pflegebedürftigen Menschen zu wenig Flüssigkeit aufnehmen oder zu viel davon verlieren, zum Beispiel bei Durchfall oder starkem Schwitzen, kommt es zu __13_____ Dehydration. Typische Warnzeichen einer Dehydrierung sind beispielsweise

- Mundtrockenheit: Trockene Schleimhäute, kein Speichel unter der Zunge
- Konzentrierter Urin
- Verminderte Schweißbildung: _____14_____ Achselhöhlen
- Schwindel beim Aufstehen
- Müdigkeit und Konzentrationsschwächen

In der Regel ist bei einer Dehydrierung meist auch der Salzhaushalt (Elektrolythaushalt) __15_____ .

	A	B	C
1	Appetit	Verdauung	Nahrungsaufnahme
2	gehören	hören	spielen
3	Abwasch	Planung	Hilfe
4	Pflegers	Pattienten	Patienten
5	Reckel	Rekel	Regel
6	Proteinmasse	Fettmasse	Muskelmasse
7	nachlassenden	verstärkten	erhöhten
8	Durstempfinden	Hunger	Obstipation
9	Bettruhe	Ernährung	Fastenzeit
10	Schluckauf	Atrophien	Depressionen
11	Ernährung	Abführmittel	Bettruhe
12	unregelmäßige	feste	lose
13	feuchte	nasse	pudeltrockene
14	okay	in Ordnung	gestört

12. Aufgabe   Kau- und Schluckstörungen im Alter

Viele ältere oder hochbetagte Menschen leiden im Alter an Kaustörungen oder Schluckbeschwerden. Kau- und Schluckstörungen werden häufig als eine Erkrankung wahrgenommen. Tatsächlich handelt es sich aber um zwei unterschiedliche Beeinträchtigungen.

Kaustörungen

Kaustörungen liegen die Ursachen und Symptome im Bereich der __1__ oder des Mundraumes. Bei __2__ Menschen liegen die Ursachen für Kaubeschwerden und spätere Kaustörungen beispielsweise

- bei __3__ sitzenden Prothesen und Druckstellen im Mund
- Krankheiten des Mundraumes (z.B. Karies, Aphten, Entzündungen am __4__ (Gingivitis), am Zahnhalteapparat (Parodontitis), Zahnfleischschwund (Parodontose)
- __5__ im Mund (Mundsoor) und
- verminderte Speichelbildung im Alter (Mundtrockenheit).
- Ebenso können Kaustörungen durch das __6__ des Kiefergelenks oder durch eingeschränkte Kraft und Ausdauer der Kaumuskulatur sowie infolge von __7__ etwa nach einem Schlaganfall entstehen.

Stellen zum Beispiel Pflegekräfte fest, dass eine bleibende Kaustörung vorliegt, muss die Nahrungskonsistenz an das individuelle Kauvermögen angepasst werden. Je nach Ausmaß der Beschwerden werden beispielsweise harte Lebensmittel weggelassen. Man kann aber auch Lebensmittel zerkleinern (z.B. klein schneiden, raspeln). Reichen diese Maßnahmen nicht aus, müssen die Speisen __8__ angeboten werden. Eine gezielte Anpassung der Konsistenz der Speisen steigert die Freude am Essen und beugt Appetitlosigkeit und __9__ vor.

	A	B	C
1	Zunge	Gaumen	Zähne
2	jüngeren	älteren	ganz jungen
3	gut	schlecht	billigen
4	Gaumen	Mundboden	Zahnfleisch
5	Bakterien	Pilzbefall	Viren
6	Absinken	Feststellen	Hochheben
7	Wärme	Überdehnungen	Lähmungen
8	warm	kalt	püriert
9	Überernährung	Trinkverhalten	Mangelernährung

Schluckstörungen (Dysphagien)

Der Fachbegriff für eine Schluckstörung heißt __1__.

Dysphagien können in jedem Alter auftreten, wobei __2__ Menschen besonders häufig betroffen sind. Ab einem Lebensalter von 55 Jahren liegt die Häufigkeit von Dysphagien bei etwa 16 bis 22 %. Das heißt, etwa jeder __3__ in dieser Altersgruppe leidet an einer __4__. Schluckstörungen erschweren die Nahrungsaufnahme und schränken die __5__ deutlich ein.

Essen und __6__ wird zur „Schwerstarbeit", da sich die Betroffenen stark auf den Akt des Schluckens konzentrieren müssen, um sich nicht zu __7__. So wird den Betroffenen durch die Angst vor den Mahlzeiten und die Scham, „nicht richtig" essen zu können, häufig der __8__ verdorben.

Die Folgen von Schluckstörungen können gravierend sein:

- Es kann zu einer stark beeinträchtigten Lebensqualität kommen, da der __9__ beim Essen und Trinken verloren geht.
- Aus Angst vor dem Verschlucken bzw. Ersticken wird Essen und Trinken häufig abgelehnt, was zu __10__ und Mangelernährung führen kann.
- Durch Flüssigkeitsmangel kommt es zur Dehydratation (Austrocknung).
- Fehlen beim Essen und Trinken Schutzreflexe, wie Schlucken, Husten oder Würgen, können durch das Eindringen von Speichel, Flüssigkeit oder Nahrung in die __11__ Aspirationspneumonien (Lungenentzündungen) entstehen.

Die häufigste Ursache für die Entstehung einer Schluckstörung sind __12__ Krankheiten. Beispiele hierfür sind:

- Schlaganfall (ca. 50 % in der Akutphase, 25 % in der chronischen Phase)
- Morbus Parkinson (ca. 50%)
- Multiple Sklerose (ca. 40%)
- Amyotrophe Lateralsklerose (Degeneration der motorischen Neuronen)
- schweres Schädel-Hirn-Trauma (über 50% in der Akutphase)

Auch im Verlauf einer __13__, an der rund 30 % der 90-Jährigen leiden, kommt es häufig zur Entstehung von Schluckstörungen. Daneben können Tumorerkrankungen oder Entzündungen im Bereich von Mund, Rachen und __14__ Schluckstörungen nach sich ziehen.

Bewusstseinsstörungen, Verhaltensstörungen, eine eingeschränkte

Wahrnehmung (beim Sehen, Riechen oder Anfassen der Speisen), ein schlechter Zahnstatus oder Appetitlosigkeit und Medikamente können die Probleme verstärken.

(Quelle: „Fit im Alter – Gesund essen, besser leben")

	A	B	C
1	Dysphagie	Muskelatrophie	Singultus
2	jüngeren	ältere	ganz jungen
3	vierte	fünfte	sechste
4	Schluckstörung	Verfettung	Mangelernährung
5	Fettverbrennung	Lebensqualität	Gewichtszunahme
6	Verdauung	Schlafen	Trinken
7	verausgaben	betrinken	verschlucken
8	Durst	Appetit	Hunger
9	Genuss	Durst	Appetit
10	Hunger	Appetit	Gewichtsabnahme
11	Luftröhre	Speiseröhre	Nasengang
12	neurologische	orthopädische	ophtalmologische
13	Altersarmut	Demenz	Muskelatrophie
14	Speiseröhre	Luftröhre	Nasengang

13. Aufgabe   Die Messung der Vitalwerte

Es gibt viele Messungen, die man einem Menschen vornehmen kann. Die gewonnenen Messwerte sind für Gesunde und Patienten, egal in welchem Alter, von Bedeutung und werden von einem Arzt/einer Ärztin in einer Patientenkartei dokumentiert. Durch Blutanalysen und Urinuntersuchungen erhält man die _____1_____.

Wichtige Laborwerte sind zum Beispiel das Blutbild, die Elektrolyte, die Leberwerte, die Nierenwerte, das Cholesterin mit LDL und HDL, die Glukose oder als Entzündungsparameter das C-reaktive Protein (CRP) und viele andere.

Neben den Laborwerten sind im pflegerischen Alltag auch die sogenannten ____2____ wichtig. Hierbei stellen die Pflegefachkräfte Blutdruck, Puls und Temperatur fest. Denn schon kleinste Veränderungen in diesen Vitalparametern können auf eine erhebliche _____3_____ des Gesundheitszustands hinweisen, die drastische Folgen nach sich ziehen können.

Herzinsuffizienz, koronare Herzkrankheit, Rhythmusstörungen, Pneumonie, _____4____ und COPD treten sehr oft bei pflegebedürftigen Menschen im fortgeschrittenen Alter auf.

Die regelmäßige Kontrolle von Blutdruck, Puls, Temperatur und Atmung, aber auch die Kontrolle der Wachheit, des Blutzuckers, der Pupillenreaktion, des Zustands der Haut und der Flüssigkeitsbilanz gehören zu den Kernaufgaben jeder Pflegefachkraft.

Die wichtigsten ___5____ kann jeder bei sich selbst oder bei anderen messen. Man braucht dazu nur eine Uhr, ein Blutdruckmessgerät und ein Thermometer. Zum Aufzeichnen genügen ein Stift und ein Blatt Papier.

1. Die Pulsfrequenz

Beim „Pulsen" wird festgestellt, wie viel Pulsschläge pro __6__ die betreffende Person hat. Mit der Pulsfrequenz hat man auch eine Aussage zu der _____7_____.

Die Anzahl der Herzschläge pro Minute sind von Mensch zu Mensch sehr unterschiedlich. Bei Jugendlichen liegt der Ruhepuls bei etwa 85 Schläge pro Minute, bei _____8_____ zwischen 60 und 80 Schläge pro Minute, bei kleinen Kindern um die 100 Schläge pro Minute. Bei Neugeborenen kann der Puls sogar bis zu 140 Schläge pro Minute hochgehen.

Zur Pulsmessung wird der Puls am _____9_____ oder am Hals ertastet. Dazu zählt man 15 Sekunden lang die Schläge und multipliziert diese Pulszahl mit ____10___. Das Ergebnis ist dann die Pulsfrequenz (= Anzahl der Herzschläge pro Minute).

Ein schneller Herzschlag mit starkem Herzklopfen bis in den Hals hinauf mit mehr als 100 Schlägen pro Minute wird als Herzrasen bzw. Tachykardie bezeichnet.

Das Gegenstück zu Tachykardie ist die Bradykardie.

Bei der Bradykardie handelt es sich um einen verlangsamten Herzschlag mit weniger als __11__ Schläge pro Minute in Ruhe.

2. Der Blutdruck

Über den Blutfluss in den Blutgefäßen wird der Körper mit __12___ und Nährstoffen versorgt. Damit das Blut in den Gefäßen fließen kann, muss das Herz mit jedem Herzschlag Blut in die Arterien in die Arterien pumpen. Bei jedem Pumpvorgang entsteht daher ein Druck auf die Gefäßwände. Der auf die Gefäße ausgeübte Druck, also die Kraft mit der das Blut gegen die Wände der Arterien drückt, wird als Blutdruck bezeichnet. Der auf die Gefäße ausgeübte Druck lässt sich messen und gibt Rückschlüsse auf Gesundheit und diverse Krankheiten.

Wie bei der Pulsfrequenz hängt auch _____13_____ von verschiedenen Faktoren ab. Je nach Alter und Gesundheitszustand kann der Wert für den optimalen Blutdruck variieren.

Zur Blutdruckmessung benötigt man ein Blutdruckmessgerät (Sphygmomanometer). Das besteht aus einer Manschette mit Gummiball, über den ___14___ in die Manschette gepumpt wird, dem Druckmesser (Manometer) und einem Stethoskop, das die Strömungsgeräusche des Blutes hörbar macht. Der Blutdruck wird in der Einheit mmHg (Millimeter Quecksilbersäule) gemessen. Das Ergebnis einer Messung besteht immer aus zwei Werten und sieht z.B. so aus: 124/83 mmHg. Der erste Wert ist der systolische Blutdruck. Dieser Wert wird ermittelt, während sich der Herzmuskel zusammenzieht und das Blut in die Gefäße pumpt. Dieser Wert ist immer höher als der __15__ Wert, weil der Druck in den Gefäßen ___16__ ist, wenn das Blut durch den Pumpvorgang des Herzens vorwärtsgetrieben wird.

Der zweite Messwert heißt diastolischer Wert. Er wird gemessen, wenn der Herzmuskel wieder ____17___ und sich die Herzkammern erneut mit Blut füllen. In diesem Moment ist das Herz entspannt und der Druck auf die Gefäße ist geringer.

Somit sind der Druck und der zweite Wert der Messung geringer.
Ein Messergebnis von 124/83 mmHg bedeutet also, der Patient hat
einen systolischen Blutdruck von 124 mmHg und einen diastolischen
Blutdruck von 83 mmHg. Der "normale" Blutdruck liegt bei 120 zu 80
oder 130 zu 90. Ein zu niedriger Blutdruck, das heißt, wenn der erste
Wert unter 100 fällt, ist nicht gefährlich aber macht sich oft durch
Schlappheit und Schwindelgefühle bemerkbar. Ein zu hoher Blutdruck
ist dagegen extrem gefährlich! Bei einem Wert über 150 sollte dringend
ein Arzt aufgesucht werden und eine medikamentöse Behandlung in die
Wege geleitet werden. Um die Blutdruckwerte eines Patienten korrekt
messen zu können, müssen diese immer unter den gleichen
Bedingungen gemessen werden. Auch sollte man die Messung
mindestens 2x oder 3 x wiederholen und dann den __18___ nehmen.
Bei der Messung sollte der Patient liegen oder sitzen, sich in Ruhe
befinden und entspannt sein. Es wird immer die gleiche Stelle für die
Messung verwendet (z.B. der gleiche Arm). Die Geräusche, die beim
langsamen Ablassen des Drucks in der Manschette mittels ____19____
zu hören sind, nennt man Korotkow-Geräusche. Zum Abhören der
Korotkow-Geräusche muss es in der Umgebung ruhig sein.
Körperliche Belastungen sowie Angst, Aufregung und Nervosität des
Patienten können die Messwerte verfälschen.

3. Die Körpertemperaturmessung

Aus dem Physikunterricht wissen wir, dass die Temperatur ein objektives
Maß dafür ist, wie warm oder kalt ein Gegenstand ist. Die Einheit der
Temperatur ist „°C", sprich: Grad Celsius.
Die Körpertemperatur ist die Temperatur eines menschlichen Körpers.
Die Körpertemperatur hängt von verschiedenen Faktoren ab und ist
daher nie völlig konstant. So schwankt die Körpertemperatur im Laufe
eines Tages: Morgens werden im Durchschnitt im Mund (oral) 36,2°C
gemessen, Unter der Achsel (axillär) sind es 36,0°C und im Enddarm
(rektal) 36,5°C. Im Laufe eines Tages steigt die Temperatur um bis zu
1°C auf etwa 37,5°C oral an. (37,2°C axillär, 37,8°C rektal).
Körperliche ___20___ kann den Körper um etwa 2°C erwärmen.
Auch ein opulentes Mahl kann den Körper „aufheizen".
___21____ Menschen haben ebenfalls eine höhere Körpertemperatur.
Ein Wert zwischen 37,5 und 38 Grad Celsius wird als erhöhte
Temperatur bezeichnet. Wenn die Temperatur über 38 Grad Celsius
steigt, spricht man von ___22_____.

Bei Frauen steigt die Körpertemperatur in der 2. Hälfte des Zyklus, also nach dem Eisprung bis zur nächsten Regelblutung, um etwa 0,5°C. Normalerweise steigt die Körpertemperatur jedoch nicht über 37,8°C. Ältere Menschen haben manchmal eine etwas __23__ Körpertemperatur als jüngere Menschen. Bei älteren Menschen verläuft eine Infektion sehr häufig ohne Anzeichen von Fieber. Sie haben weniger oder kaum spezifische Beschwerden, die auf eine konkrete Infektion hinweisen, dafür aber häufig unspezifische Allgemeinsymptome wie Appetitlosigkeit, verstärkte Müdigkeit oder Unruhe sowie Abgeschlagenheit. In sehr vielen Fällen sind die Betroffenen geistig verwirrt. Diese untypischen Krankheitszeichen sind besonders gefährlich, denn Infektionen können leicht übersehen werden, wenn sie kein „richtiges" Fieber hervorrufen.

Das Fieber bzw. die Körpertemperatur kann an verschiedenen Stellen des Körpers gemessen werden. Folgende Körperstellen sind möglich:

- Messung im After (____24____)
- Messung im Mund (sublingual)
- Messung unter der Achsel (axillär)
- Messung im Ohr (aurikulär)
- Messung an der Stirn oder Schläfe

Bei einer rektalen Temperaturmessung im Darmausgang erhält man den genauesten Wert für die Körperkerntemperatur.

Zur Messung wird entweder ein Glasthermometer oder ein digitales Thermometer verwendet.

Während der Messung liegt die untersuchende Person auf dem Rücken oder in Seitenlage mit abgewinkelten Beinen. Das Thermometer soll etwa 1–2 cm eingeführt werden. Um Verletzungen zu vermeiden, kann die Spitze des Thermometers leicht mit Vaseline eingefettet werden.

Bei der oralen Temperaturmessung wird das Glas- oder Digitalthermometer unter die Zunge gelegt. Während der Messung sollte durch die Nase geatmet werden, die Lippen müssen dabei fest geschlossen sein. Die Messergebnisse liegen etwa 0,5 Grad unter den im After gemessenen Werten, weshalb 0,5 Grad zum angezeigten Ergebnis hinzuaddiert werden müssen, um auf die tatsächliche Temperatur zu kommen.

Eine Messung unter ___25____ (Axilläre Temperaturmessung) ist in der Regel etwas ungenauer als jene im After oder im Mund.

Für eine hohe Messgenauigkeit sollte das Thermometer gut in die Achselhöhle hineingelegt werden und der Oberarm dabei eng am Körper anliegen. Ein direkter Kontakt der Haut mit der Thermometerspitze ist wichtig für eine korrekte Messung.

Eine sehr _____**26**_____ Messmethode ist die Stirn- oder Schläfentemperaturmessung. Dabei wird das _____27_____ an die Stirn oder Schläfe aufgelegt. Diese Messmethode ist sehr _____, da innerhalb weniger Sekunden mittels Infrarotsensor die Temperatur gemessen wird.

	A	B	C
1	Vitalwerte	Laborwerte	Referenzwerte
2	Vitalwerte	Referenzwerte	Messwerte
3	Verbesserung	Normalisierung	Verschlechterung
4	Hypertonie	Hypotonie	Normotonie
5	Leberwerte	Nierenwerte	Vitalwerte
6	Sekunde	Minute	Stunde
7	Herzfrequenz	Atemfrequenz	Lidschlagfrequenz
8	Babys	Jugendlichen	Erwachsenen
9	Handgelenk	Kniegelenk	Fingergelenk
10	3	4	5
11	60	70	80
12	Stickstoff	Wasserstoff	Sauerstoff
13	der Blutdruck	der Puls	die Atemfrequenz
14	Sauerstoff	Luft	Wärme
15	erste	zweite	dritte
16	niedriger	gleich	höher
17	erschlafft	kontrahiert	verkrampft
18	Höchstwert	Mittelwert	Minimalwert
19	Ultraschalls	Echolots	Stethoskops
20	Unruhe	Ruhe	Aktivität
21	untergewichtige	normalgewichtige	Übergewichtige
22	Erkältung	Infektion	Fieber
23	geringere	gleichmäßigere	höhrere
24	rektal	dermal	bukkal
25	der Stirn	der Achsel	der Kniehöhle
26	einfache	komplizierte	unübliche
27	EKG	Blutdruckmessgerät	Thermometer
28	schmerzhaft	unangenehm	angenehm

14. Aufgabe   Medikamente

Stoffe und Zubereitungen aus Stoffen, die dazu bestimmt sind, durch Anwendung am oder im menschlichen oder tierischen Körper: Krankheiten, Leiden, Körperschäden oder krankhafte Beschwerden zu heilen, zu lindern, zu verhüten oder zu erkennen heißen nach dem Arzneimittelgesetz ___1_____.

Laut der Weltgesundheitsorganisation (WHO) ist ein Arzneimittel nützlich, wenn seine Heilwirkung für den Patienten das Risiko unerwünschter Nebenwirkungen übertrifft.

Der vernünftige Umgang mit Arzneimitteln ist gewährleistet, wenn man folgende Merksätze beherzigt:

- Nicht bei jeder ___2___ Unpässlichkeit gleich ein Medikament einnehmen; ___3____ Beschwerden verschwinden oft auch ohne Arzneimittel.

- Mit Arzneimitteln sorgfältig umgehen: Nützliches kann auch ___4___ sein. Die Anweisungen des Arztes und die Hinweise auf dem Beipackzettel genau beachten.

- Besondere Vorsicht ist geboten beim Fahrzeuglenken, beim Konsum alkoholischer Getränke, in Schwangerschaft und Stillzeit, ferner bei Vorliegen von Zuckerkrankheit (Diabetes mellitus) oder Allergien.

- Arzneimittel müssen immer genau nach Vorschrift eingenommen werden. Arzneimittel können auch zum Gift werden, wenn man ___5__ nimmt. Die aufgenommene Dosis entscheidet letztendlich über die Nützlichkeit oder Schädlichkeit der ausgelösten Arzneimittelwirkung.

- Die ärztliche Anordnung ist ____6____ einzuhalten; ein Zuwenig kann ebenso üble Folgen haben wie ein Zuviel.

- Wer bestimmte Medikamente längere Zeit ohne ärztliche Verordnung einnimmt, __7_____ von ihnen abhängig oder süchtig werden.

- Nicht jeder Patient spricht auf ein Medikament in gleicher Weise an. Arzneimittel gehören nicht in Kinderhand, sondern unter Verschluss. Besonders gefährdet sind Kleinkinder zwischen ein und fünf Jahren.

- Auch Arzneimittel sind nicht unbegrenzt haltbar. Unbedingt Verfallsdatum und Anweisung über die Lagerung beachten.

Die Aufbereitung des Arzneimittels entscheidet, wie ___8____ das Arzneimittel an seinen Wirkungsort kommt. Ferner hängt es von der Aufbereitung des Arzneimittels ab, wie lange und wie intensiv es wirkt und auch wie lange das Arzneimittel stabil bleibt, wenn es noch nicht eingenommen wird. Die Verabreichung eines Medikaments nennt man ____9_____ . Die verschiedenen Arzneimittel können auf verschiedene Art und Weise appliziert werden.

Wichtige Applikationsformen sind zum Beispiel Tabletten, Kapseln, Suspensionen, Lösungen, Injektionen, Zäpfchen   , Gele, Cremes, Pasten, Sprays, Tropfen, Säfte und ___10_____ mittels Inhalation.

1. Tabletten

Werden im Allgemeinen mit oder ohne Flüssigkeit geschluckt und lösen sich im Magen auf. Dort wird der Wirkstoff freigesetzt und vom Körper aufgenommen.

2. Kapseln

Kapseln sind Hüllen, in denen ____11_____ oder Mikrokügelchen enthalten sind. Die Kapsel löst sich im Magen langsam auf und gibt dann ihren Inhalt mit dem Wirkstoff frei.

3. Suspensionen

Manche Arzneistoffe lassen sich nicht in Wasser lösen. Sie müssen suspendiert werden. Suspensionen sind häufig auch dort anzutreffen, wo ein Wirkstoff durch die Hautoberfläche hindurchtransportiert werden muss, z.B. bei Augentropfen, die ___12____ Auge wirken sollen. Suspensionen müssen vor der Anwendung geschüttelt werden, damit sich der Wirkstoff gleichmäßig verteilt.

4. Lösungen

Lösungen sind ____13_____ Zubereitungen mit Wirkstoffen, die sich in Wasser lösen lassen. Sie sind immer gleichverteilt und müssen daher nicht geschüttelt werden.

5. Injektionen

Injektionen sind Spritzen. Mit einer Injektion wird ein Wirkstoff i.m. (Intramuskulär) in den Muskel oder i.v. (___14____) ins Blut gespritzt. Er wird dadurch ohne Umwege __15____ an den Wirkort gebracht, und kann dadurch auch sehr viel schneller wirken.

6. Zäpfchen

Zäpfchen werden ____16____ eingeschoben. Sie lösen sich im Darm auf und geben den Wirkstoff über die Darmschleimhaut an den Körper weiter.

	A	B	C
1	Injektionen	Arzneimittel	Salben
2	kleinen	großen	sehr großen
3	leichte	schwere	komplizierte
4	harmlos	gefährlich	ungefährlich
5	zu wenig	zu viele	gar keine
6	streng	locke	ungefähr
7	soll	muss	kann
8	langsam	schleichend	schnell
9	Injektion	Infusion	Applikation
10	Lysosole	Aerosole	Xerosole
11	Wasser	Pulver	Dickmittel
12	am	neben dem	im
13	ölige	wässrige	nicht wässrige
14	intradermal	intravenös	intraarteriell
15	direkt	indirekt	langsam
16	in das Ohr	unter die Zunge	in den Enddarm

15. Aufgabe   Die Sturzprophylaxe

Das Risiko zu stürzen, hängt unter anderem auch vom Lebensalter ab. Je ___**1**___ ein Mensch ist, desto größer ist die Wahrscheinlichkeit eines Sturzes. Der Sturz eines älteren Menschen kann schwerwiegendere Folgen haben als der Sturz eines ____**2**_____.

Der Sturz eines hochbetagten Menschen kann das Leben im Alter vollständig verändern. Als Folge eines Sturzes kann der ältere Mensch pflegebedürftig werden. Manchmal kommen noch Bettlägerigkeit, Immobilität, Verwirrtheit, Verschlimmerung der Demenz, Verlust des Zuhauses und im schlimmsten Fall die Einweisung in ein ___**3**_____ dazu. Dadurch verlieren viele alte Menschen ihren Lebenssinn und werden traurig, altersdepressiv oder mut- und hoffnungslos.

Häufige Ursachen eines Sturzes sind neben der altersbedingten Gangunsicherheit beispielsweise die nachlassende _____**4**___ in den Beinen, Medikamente, Koordinationsstörungen, Morbus Parkinson, Herzschwäche, Osteoporose oder Arthrose.

Eine professionell arbeitende Pflegefachkraft achtet daher auf mögliche Risikofaktoren und schließt sie entsprechend aus.

Typische Risikofaktoren, die einen ____**5**____ begünstigen oder herbeiführen können, sind zum Beispiel:

• eine ____**6**____ Beleuchtung und Dunkelheit,
• Stolperfallen wie Treppenstufen, Teppiche, Kanten, Kabel, usw.
• ein rutschiger Fußboden,
• offene oder lockersitzende Schuhe/offene Schnürbänder,
• falsche Brillen oder Gehhilfen,
• eine zu hohe Bettkante/Toilette,
• fehlende Handlaufleisten und fehlende Griffe (Dusche, Wanne, Toilette, Treppe).

Die Sturzhäufigkeit ist in stationären Einrichtungen (Krankenhäusern, Alten- und Altenpflegeheimen) relativ ___**7**_____. Betroffen sind vorwiegend ältere Patienten (über 65 Jahre). In dieser Altersgruppe stürzen statistisch gesehen über 50 % der Patienten bzw. Heimbewohner einmal pro Jahr. Mehr als 120 000 ältere Menschen erleiden jährlich in Deutschland als Folge eines Sturzes einen _____**8**_____ !

Nach dem Bruch/der OP sind über 50% anschließend mobilitätseingeschränkt und 20% ___9___ pflegebedürftig oder sogar in einem Alten- und Pflegeheim untergebracht!
Ein Drittel stirbt innerhalb eines Jahres in Folge der ___10___.
Zu einer guten Sturzprophylaxe gehören daher folgende Punkte:

1. Die Sturzgefährdung wird frühzeitig erkannt.

2. Der Patient weiß über seine Gefährdung und die Ursachen Bescheid.

3. Der ___11___ kennt Vermeidungsstrategien und arbeitet im Rahmen seiner Möglichkeiten mit.

4. Umgebungsbedingte Sturzursachen werden erkannt und ausgeschaltet.

5. Sturzentschärfende Hilfsmittel und Maßnahmen werden eingesetzt.

Da eine Einschränkung der Bewegungsfreiheit des Patienten / Bewohners kein geeignetes Mittel zur Sturzprophylaxe ist und eine ständige Bettlägerigkeit die ___12___ des Patienten fördert, ist es ein vorrangiges Pflegeziel in enger Absprache mit dem Arzt und der Physiotherapeutin ein entsprechendes Mobilisierungsprogramm mit dem Patienten /Bewohner durchzuführen.

Zu solch einem Programm können zum Beispiel gehören:
1. Förderung von Körperwahrnehmung und Gleichgewicht durch basale Stimulation:
   - somatische Anregung mit bewusstem Körperkontakt, z. B. bei Pflegemaßnahmen durch ___13___ und Streichungen,
   – vestibuläre Anregung durch Lageveränderungen und Gleichgewichtsübungen.
2. passive oder aktive Bewegungsübungen, z. B. auch ___14___,
3. Gymnastik auf der Bettkante oder auf einem Stuhl,
4. Gehtraining, von wenigen Schritten um das Bett bis hin zu Spaziergängen rund um das Krankenhaus oder das Pflegeheim.

Das wichtigste Hilfsmittel für das sichere Gehen ist ein gutes Schuhwerk. Die Schuhe müssen eine gute Passform und einen festen

Sitz haben. Weitere Voraussetzungen für gute Schuhe sind ___15_____ Absatz oder eine Keilsohle und eine rutschsichere Sohle.

Bei Patienten, die über den Gang _____16_____, kann eine gleitfähige Schuhsohle sinnvoll sein.

Für Patienten, die nachts aufstehen, wäre während der Nacht das Tragen von _____17_____ mit einer Anti- Rutsch-Sohle vorteilhaft.

Bei vielen Patienten/Bewohnern haben sich auch Gehhilfen bewährt, die dem Patienten eine gewisse Sicherheit, ein besseres Gleichgewichtsgefühl durch eine vergrößerte Standfläche und eine Entlastung, z. B. bei Erkrankungen des Bewegungsapparates vermitteln. Natürlich muss das Pflegefachpersonal auch darauf achten, dass die Gehhilfe den individuellen Bedürfnissen des Patienten gerecht wird. Mit der Auswahl steht und fällt der Erfolg des Einsatzes einer Gehhilfe.

Arzt, _____18_____ und das Pflegepersonal treffen in der Regel die Auswahl der passenden Gehhilfe gemeinsam mit dem Patienten.

Nicht ordnungsgemäß angepasste, falsch eingesetzte oder beschädigte Gehhilfen erhöhen die Sturzgefahr!

Es gibt verschiedene Arten von Gehhilfen, wie zum Beispiel den Gehstock, die Gehstützen, den Gehbock und den Rollator.

Für eine gute Sturzprophylaxe ist es wichtig, dass sich der sturzgefährdete Patient in jeder Situation aufstützen und festhalten kann. Im _____19_____ greift der Patient nach allem, was in seiner Nähe ist. Bett, Nachttisch, Sessel und Tisch müssen deshalb fest angebracht sein und dürfen nicht wegrollen.

Zu einer Sturzprophylaxe gehört auch die Planung und Überwachung der Medikamentendosierung. Sobald ältere Menschen Medikamente einnehmen, die ihre Reaktionsfähigkeit oder ihre Mobilität einschränken (z. B. Sedativa, Hypnotika, Psychopharmaka, Antihypertonika), müssen sie gezielt auf eine mögliche _____20_____ hin beobachtet werden.

Das Pflegepersonal sollte beispielsweise auf folgende Auffälligkeiten besonders achten:

• erhöhte _____21_____,
• verwaschene Sprache,
• Inaktivität,
• Verwirrtheit und Desorientiertheit,
• Unruhe, ungezielte Aktionen.

Kommt beispielsweise die Elektrolytkonzentration aus dem Gleichgewicht, kann das schnell zu einer _____22_____ führen.

Eine Muskelschwäche der Skelettmuskulatur wiederum führt zur Gangunsicherheit und Sturzneigung. Bei Verdacht auf eine Medikamenten-Überdosierung müssen die Beobachtungen dem ____23____ mitgeteilt werden.

	A	B	C
1	jünger	älter	dicker
2	alten Mannes	alten Menschen	Jugendlichen
3	Pflegeheim	Krankenhaus	Seniorenresidenz
4	Hörfähigkeit	Sehkraft	Muskelkraft
5	Hörsturz	Treppensturz	Sturz
6	helle	dunkle	farbige
7	niedrig	sehr niedrig	hoch
8	Armbruch	Knieverletzung	Oberschenkelhalsbruch
9	dauerhaft	niemals	vorübergehend
10	Hüftluxation	Hüftfraktur	Hüftprellung
11	Patient	Pflegefachkraft	Angehöriger
12	Mobilität	Immobilität	Genesung
13	Ruhepausen	Diätkost	Massagen
14	im Bett	in der Badewanne	unter der Dusche
15	ein kleiner	ein großer	kein kleiner
16	rennen	schlurfen	schlendern
17	Socken	Stiefel	Sandalen
18	Diätassistent	Physiotherapeut	Ergotherapeut
19	Notfall	Schlafwandeln	Normalfall
20	Essverhalten	Schlafverhalten	Sturzgefährdung
21	Schläfrigkeit	Wachsamkeit	Aufmerksamkeit
22	Unruhe	Desorientiertheit	Muskelschwäche
23	Angehörigen	Koch	Arzt

16. Aufgabe   Ursache & Prophylaxe von Thrombosen

Pro Tag fließen etwa 10 000 Liter ____**1**____ durch den menschlichen Körper. Normalerweise strömt es ungehindert durch Arterien und Venen und durchblutet unseren Körper. Aber manchmal kommt es zu einem unverhofften Stau:

Ein Blutgerinnsel bildet sich und verstopft ___**2**____. Dann liegt eine Thrombose vor.

Als Thrombose bezeichnen Mediziner einen Blutpfropf (Thrombus) in einem ____**3**____, bei dem es zu einem vollständigen oder teilweisen Verschluss eines Blutgefäßes kommt.

Ab einer bestimmten Größe des ___**4**____, macht sich die Blutstauung nachhaltig bemerkbar. Typische Symptome einer ____**5**____ sind:

- Ziehende oder krampfartige Schmerzen, z. B. im Bein (ähnlich wie bei einem Muskelkater) – auch in Ruhe –, die sich bei Druck auf die betroffene Stelle verstärken.
- Hautveränderungen, beispielsweise glänzende Haut, bläulich-rötliches Aussehen, hervortretende Adern;
- Schwellungen, z. B. am Knöchel oder am bei einer Beinvenenthrombose.

Ursache einer Thrombose ist die Eigenschaft des Blutes, gerinnen zu können. Ein Thrombus (Blutpfropf) kann sich in jedem Blutgefäß bilden. Es sind die Blutplättchen, die ____**6**____, die sich dabei an der Gefäßwand festsetzen und miteinander verklumpen, bis sie ein Blutgerinnsel und damit ein echtes Hindernis für den Blutstrom bilden. Je nach Ort und Lage der Thrombose unterscheidet man beispielsweise:

1. Tiefe Bein-/Beckenvenenthrombose (TVT). Hier steckt ____**7**____ tief in den Venen (= Phlebothrombose

2. Oberflächliche Bein-/Beckenvenenthrombose (OVT). Die OVT kommt oft bei Krampfadern und Venenentzündung (= ____**8**____) vor.

3. Analthrombose bzw. Perianalthrombose: Diese Thrombose führt zu einer Verstopfung durch ein Venenblutgerinnsel am oder im ___**9**___.

4. Sinusvenenthrombose. Das Blutgerinnsel verstopft die großen venösen Zusammenflüssen des Gehirns.

5. Thrombose im Bauch: Blutgerinnsel in der Aorta oder der Pfortader.

Was können die Ursachen für eine Thrombose sein?

In der Hauptsache gibt es _____**10**_____ Ursachen, die zu einer Thrombose führen können:

1. Durch Ablagerungen und Schäden an den Gefäßwänden fließt _____**11**_____ langsamer; es bildet sich ein Blutpfropf.

2. Das Blut fließt langsamer, weil die Venen erweitert sind (Krampfadern) oder weil die Unterstützung durch die Muskulatur (Muskelpumpe) nicht ausreicht, z. B. nach Operationen, bei Lähmungen, langer Unbeweglichkeit oder Flüssigkeitsmangel – das Blut wird „ _____**12**_____ ".

3. Durch genetisch bedingte Gerinnungsstörungen, Autoimmun- oder Krebserkrankungen kommt es zu einer _____**13**_____ Blutgerinnung.

Das Risiko einer Thrombose steigt mit zunehmendem Alter. Einerseits kommt es in den Arterien zu Ablagerungen in den Blutgefäßen und es bilden sich dadurch Engstellen für den Blutfluss, anderseits bewegen sich ältere Menschen _____**14**_____ und die Muskulatur baut sich ab.
Außerdem führt langes Liegen oder Sitzen zu Abschnürungen der Gefäße und kann so _____**15**_____ behindern.
Bekanntlich wird im Alter auch das Bindegewebe schwächer.
Da es aber eine wichtige Stützfunktion für die Blutgefäße hat, lässt damit auch der äußere Druck auf die _____**16**_____ nach.
Es können sich Krampfadern bilden und die Blutflussgeschwindigkeit _____**17**_____.
Thrombosen sind immer gefährlich und daher behandlungsbedürftig.
Wenn bei einer Thrombose Teile des Gerinnsels abbrechen und mit der Blutbahn weiterbefördert werden, verstopfen sie an anderer Stelle ein anderes Gefäß.
Dieser verschleppte Thrombus heißt dann Embolus und löst eine _____**18**_____ aus. Somit kann es als Folge einer Thrombose in der Lunge zu einer Lungenembolie, im Herzen zu einem Herzstillstand oder im Gehirn zu einem Schlaganfall mit einem tödlichen Ausgang kommen..

Wenn der Arzt oder die Ärztin bei einem Patienten eine Thrombose diagnostiziert, gibt es folgende Behandlungsmöglichkeiten:

1. Verabreichung (= Applikation) von _____**19**_____ Medikamenten, die den Thrombus verkleinern. Beispielsweise löst sich durch die

Einnahme von Heparin eine Thrombose eventuell wieder auf. Thrombose-Medikamente können als Infusion oder Injektion (= Thrombose-Spritze) verabreicht werden.

2. Eine weitere Form der Thrombose-Therapie ist die Verwendung von Kompressionsstrümpfen. Kompressionsstrümpfe üben Druck auf die _____**20**_____ aus, sodass das Blut schneller fließen kann.

3. Eine weitere Möglichkeit der Thrombose-Heilung ist die Thrombose-Operation. Mit Hilfe eines _____**21**_____ wird dabei der Thrombus direkt in der Blutbahn erfasst und entfernt.

Das Ziel jeder Thrombosebehandlung besteht darin, den ____**22**_____ aufzulösen, damit er nicht weiterwandern und evtl. in lebenswichtige Organe (z. B. Herz) gelangen kann.

Welche Maßnahmen gehören zu einer guten Thromboseprophylaxe? Einer Thrombose kann man folgerdmaßen vorbeugen:

1. Bewegung: Da langes Stehen, Sitzen oder Liegen nicht gerade den Beinvenen guttut, ist der tägliche Spaziergang für die ____**23**_____ wichtig. Vor allem die Beinvenen sind darauf angewiesen, dass sie durch Bewegung, durch Muskelanspannung und -entspannung (Muskelpumpe) unterstützt werden

2. Kompressionsstrümpfe: Das Anziehen von Kompressionsstrümpfen beispielsweise bei langen ___**24**_____ ist ebenfalls wichtig, da die Kompressionsstrümpfe durch ihr spezielles, Druck auslösendes Gewebe dafür sorgen, dass sich der Durchmesser der Venen verringert und das Blut umso schneller strömt.

3. Rauchen, Übergewicht und Alkohol schaden den Blutgefäßen. Wenn möglich, sollte man diese Risikofaktoren ausschalten

4. Oft erhalten gefährdete Thrombose-Patienten blutverdünnende Tabletten, die die Gerinnung des Blutes _____**25**_____ und über einen längeren Zeitraum (Monate oder Jahre) verordnet werden.

5. Seit wenigen Jahren gibt es auch sogenannte „Direkte orale Antikoagulantien", kurz DOAK bzw. NOAK (Neue oral Antikoagulantien). Dabei handelt es sich um gerinnungshemmende und antithrombotische Wirkstoffe. Der gerinnungshemmende Effekt beruht auf der direkten Hemmung der Blutgerinnungsfaktoren. Sie stellen die Nachfolger der _____ und Vitamin-K-Antagonisten

zur Vorbeugung und Behandlung thromboembolischer Erkrankungen dar.

	A	**B**	**C**
1	Urin	Blut	Lymphe
2	ein Blutgefäß	den Darmausgang	die Aorta
3	Lymphgang	Blutgefäß	Darmabschnitt
4	Thrombus	Darms	Herzens
5	Hypertonie	Arterienverkalkung	Thrombose
6	Leukozyten	Erythrozyten	Thrombozyten
7	die Lymphe	das Blut	das Gerinnsel
8	Varizen	Zuckerkrankheit	Thrombophlebitis
9	After	Magen	Zwölffingerdam
10	zwei	drei	vier
11	das Blut	der Urin	die Lymphe
12	dünner	dicker	flüssiger
13	schnelleren	langsameren	normalen
14	weniger	mehr	viel mehr
15	den Blutstrom	den Lymphfluss	den Urinabgang
16	Venen	Herzwand	Darmwand
17	nimmt zu	sinkt	steigt
18	Herzrasen	Embolie	Diarrhoe
19	löslichen	blutdrucksenkenden	gerinnungshemmenden
20	Aorta	Arterien	Venen
21	Stethoskops	Mikroskops	Katheters
22	Blutdruck	Pfropf	Venendruck
23	Blutzirkulation	Lymphstau	Pfropf
24	Spaziergängen	Schlafzeiten	Flugreisen
25	hemmen	fördern	unterstützen
26	Antihypertonika	Heparine	Antidiabetika

17. Aufgabe   Die Intertrigoprophylaxe

Die menschliche Haut ist ein wichtiges ___1___, da sie viele wichtige Aufgaben erfüllt. Beispielsweise regelt sie die Temperatur unseres Körpers und schützt uns aber auch ___2___ UV-Strahlen. Jedoch kann es passieren, dass unser Wohlbefinden durch eine Hautentzündung beeinträchtigt ___3___. Eine Hautentzündung wird in der medizinischen Fachsprache Dermatitis genannt. Dermatitis ist ein weiter Begriff, der zahlreiche Hautbeschwerden umfasst, die alle durch einen roten, juckenden Ausschlag gekennzeichnet sind. Eine Kontaktdermatitis wird als Intertrigo ___4___. Die Intertrigo ("Hautwolf") ist eine entzündliche Hauterkrankung, die, wenn gegenüberliegende Hautoberflächen aneinander reiben oder bei starkem Schwitzen entsteht. Diese Haut-an-Haut-Reibung tritt vor allen an Hautfalten auf.

Neben ___5___ Beschwerden wie Rötung, Jucken, Brennen, feuchter oder nässender Haut sowie Schmerzen kann eine Intertrigo unbehandelt auch zu chronischen Verläufen und Komplikationen wie einer Infektion mit Pilzen oder Bakterien führen, die im ___6___ in tiefere Hautschichten fortschreitet. Die Vorbeugung von Intertrigo ist daher wichtig und lässt sich bereits durch einfache Maßnahmen selbstständig bewerkstelligen. Bestimmte Personengruppen sind besonders gefährdet eine Intertrigo zu bekommen. Zu diesem Personenkreis zählen vor allem ___7___ Menschen, denn sie haben naturgemäß mehr Hautfalten und leiden häufig auch unter ___8___ Schwitzen, wodurch sich Feuchtigkeit und Wärme in den Hautfalten sammeln kann. Weiter sind Diabetiker gefährdet, da bei ihnen die Barrierefunktion der Haut geschwächt ist. Bei Frauen mit besonders großen Brüsten kann sich Intertrigo in der Hautfalte unter den Brüsten bilden, da sich dort Feuchtigkeit und Wärme stauen können. Menschen mit Urin- oder Stuhlinkontinenz bzw. Menschen, die ___9___ verwenden, leiden häufiger an Intertrigo im Anal- und Genitalbereich, weil dort einerseits Urin und Stuhl die Haut reizen können. Schließlich müssen besonders auch bettlägerige Menschen auf Hautstellen achten, die auf dem Bett aufliegen. Sowohl der ständige ___10___ auf diese Stellen als auch die Ansammlung von Schweiß und Wärme können hier zu Intertrigo führen.

Schon mit einfachen Maßnahmen lässt sich das Auftreten einer Intertrigo verhindern oder zumindest deutlich reduzieren:

1. Eine leichte Rötung oder dezentes Jucken können erste Anzeichen für eine beginnende Intertrigo sein. Daher ist es wichtig, auf diese ersten Anzeichen einer Intertrigo zu achten.

2. Nach dem Duschen und Baden muss der Körper - besonders zwischen den ___11___ und in anderen Hautfalten, sorgfältig abgetrocknet werden.

3. An Körperstellen und Hautfalten, die durch Schweiß häufig feucht sind, sollen mit saugfähige Baumwolltücher oder Kompressen in diese Falten gelegt werden, um die Feuchtigkeit aufzusaugen.

4. Auf das regelmäßige Wechseln dieser Tücher muss geachtet werden. Andernfalls kann es sein, dass die vollgesogenen Tücher an der Haut scheuern.

5. Es wird empfohlen, sich einmal ___12___ mit mildem Duschgel oder mit leicht rückfettenden Waschlotionen zu waschen oder zu duschen.

6. Wird der natürliche Schutzfilm der Haut durch die Verwendung von Alkohol oder Gallseife zerstört, wäre sie anfälliger für Krankheitserreger und Reizungen.

7. Auf keinen Fall Puder oder andere körnige und verklumpende Produkte anwenden. Durch die Anwendung von Puder bilden sich kleine Klumpen, die auf der Haut scheuern können und eine zusätzliche Reizung verursachen.

8. Hautpflegeprodukte wie zum Beispiel Pflegecremes oder -öle sind zur ___13___ von Intertrigo erlaubt. Allerdings dürfen die Pflegeprodukte nur dünn aufgetragen werden. Die Bildung dicker Filme auf der Haut können Feuchtigkeit und Wärme hervorrufen und dann eher die Bildung von Intertrigo fördern.

9. Das Tragen von enger Kleidung oder enger Schuhe ist kontraproduktiv. Luftige Kleidung sorgt dafür, dass Feuchtigkeit und Wärme auf der Haut gut abtransportiert werden können.

10. Atmungsaktiven Materialien wie Baumwolle ist gut, dagegen sind synthetische Materialien wie Polyester schlecht, da sie verhindern, dass Feuchtigkeit und Wärme von der Haut entweichen können und somit die Bildung einer Intertrigo fördern.

11. Das Tragen eines BHs verringert die Reibung zwischen Brüsten und Oberkörper. Außerdem wird so verhindert, dass sich dort Feuchtigkeit staut.

12. Bei Personen, die Windeln tragen, sollte auf einen häufigen Wechsel der Windel geachtet werden, damit Urin und Stuhl nicht über längere Zeit auf die Haut einwirken können.

13. Bei übergewichtigen Menschen empfiehlt sich eine Gewichtsreduktion, um Hautfalten zu verkleinern bzw. idealerweise ganz loszuwerden. Besonders bei adipösen Menschen gibt es schnell Rötungen unter der Bauchfalte oder unter den ___**14**___. Zur Vorbeugung einer Intertrigo gibt es spezielle Wundschutzcremes.

14. Ältere Menschen und Menschen mit stark eingeschränkter Bewegungsfähigkeit benötigen häufig Hilfe bei der Körperhygiene. Bei bettlägerigen Personen sollte regelmäßig, zum Beispiel ein- bis zweimal wöchentlich, die Haut angeschaut werden, um beginnende Intertrigo schnell zu erkennen. Außerdem ist ein regelmäßiges, gezieltes ___**15**___ im Bett wichtig, um einzelne Hautstellen nicht zu stark zu belasten.

15. (Quelle: zavamed.com)

	A	B	C
1	Glied	Organ	Teil
2	mit	aus	vor
3	werden	werde	wird
4	bezeichnet	genannt	benannt
5	chronischen	akuten	dauernden
6	Normalfall	Extremfall	Fall
7	übergewichtige	normalgewichtige	untergewichtige
8	vermindertem	verstärktem	normalem
9	Windeln	Papiertaschentücher	Lappen
10	Stoß	Kraft	Druck
11	Mundwinkeln	Zehen	Fingern
12	täglich	wöchentlich	monatlich
13	Behandlung	Vorbeugung	Beseitigung
14	Fußzehen	Achseln	Brüsten
15	Umlagern	Saubermachen	Desinfizieren

18. Aufgabe   Die Pflegedokumentation

Die Pflegedokumentation wird in der Kranken-, Alten- und Kinderkrankenpflege eingesetzt. ___1___ der Aufnahme in eine Pflegeeinrichtung wird für jede zu pflegende Person eine eigene Dokumentationsakte ___2___. In ihr wird schriftlich festgehalten, welche Maßnahmen im Rahmen des Pflegeprozesses geplant und durchgeführt wurden. Um eine nachweisbar angemessene Pflege und Betreuung für die ___3___ der Einrichtung lebenden Bewohner/-innen sicherzustellen, ist die Pflegedokumentation unerlässlich.

Die Pflegedokumentation ermöglicht durch konkrete ___4___ ein einheitliches Vorgehen aller an der Pflege und Betreuung beteiligten Personen und sie erleichtert die Überprüfung und Bewertung der geplanten Pflege. Die Pflegedokumentation dient dem Nachweis ___5___ Erbringung der geplanten Maßnahmen und ermöglicht die Identifizierung der durchführenden Personen. Pflege und Betreuung werden nachvollziehbar und transparent.

Die Verpflichtung zum ___6___ einer Pflegedokumentation leitet sich aus den Maßstäben zur Qualität und Qualitätssicherung gemäß § 80 SGB XI, aus den Rahmenvereinbarungen nach § 75 SGB XI, aus § 85 Abs. 3 SGB XI und aus § 11 des Heimgesetzes ab.

Jede ___7___ setzt sich aus Basis- und Zusatzelementen zusammen. Je nach Anbieter und Einrichtung variieren Art, Umfang und Anzahl der Basis- und Zusatzelemente erheblich.

Unter Basiselementen versteht man grundsätzlich solche, die in jede Pflegedokumentation gehören. Zusatzelemente sind solche, die je nach Bewohnersituation der Pflegedokumentation ___8___ werden und zu führen sind.

Grundsätzlich fällt die Pflegedokumentation unter den Datenschutz. Nur unmittelbar an der Versorgung beteiligte Personen dürfen Einsicht in die Dokumentation nehmen. Der Zugang für Dritte oder die Weitergabe von Dokumenten / ist ohne das Einverständnis der zu pflegenden Person verboten.

Jeder Einrichtung ist es freigestellt, in welcher Form die Dokumentation durchgeführt wird. Es gibt daher ___9___ weiterer Vorgaben bezüglich des einzusetzenden Pflegedokumentationssystems.

Die Basiselemente der Pflegedokumentation ergeben sich aus dem Pflegeprozess wie folgt:

- Sammeln von ___**10**___
- Erkennen von Problemen und Ressourcen des Bewohners/der Bewohnerin
- Festlegen der Pflegeziele
- Planen der Pflegemaßnahmen
- Durchführen der Pflege
- Beurteilen der Wirkung der Pflege auf den/die Bewohner/-in

Beim Sammeln der Informationen werden die Stammdaten erfasst, wie beispielsweise:

- Angaben zur Person einschließlich der Konfession
- Versicherungsdaten, Kostenübernahmeregelungen, ___**11**___ nach SGB XI
- Datum des Einzugs bzw. Umzugs innerhalb der Einrichtung
- Medizinische Diagnosen
- Informationen zu Allergien
- Informationen zur Kostform
- Medizinische Versorgungssituation (Haus-, Fach- und Zahnärzte/-ärztinnen,
- Krankengymnastik, Ergotherapie, Hilfsmittel, auch Schmerzmittelpumpen, Herzschrittmacher, Aufenthalte in Rehabilitationseinrichtungen und/oder Krankenhäusern etc.)
- Soziale Versorgungssituation (Bezugsperson, Vollmachten, ggf. gesetzliche/r Betreuer/-in mit Wirkungskreis, ggf. Seelsorger/-in)

In einer Pflegeeinrichtung kann die Pflegedokumentation folgendermaßen ___**12**___ werden:

a) Stammblatt
b) Grundpflegenachweis Früh- und Spätdienst
c) Grundpflegenachweis Nachtdienst
d) Medizinische Pflege sowie pflegerische und medizinische Maßnahmen
e) Medikamente
f) Visitenblatt

g) Fähigkeiten im Bezug auf die Aktivitäten und Existentielle Erfahrungen des Lebens (AEDL) wie z.B. Kommunizieren, sich bewegen, vitale Funktionen des Lebens aufrechterhalten, sich pflegen, Essen und Trinken, Ausscheiden, sich kleiden, Ruhen und Schlafen usw.

h) Berichte

i) Grundpflege Kontrollblatt

j) Mögliche weitere Blätter z. B. zur Inkontinenzversorgung, Diabetesüberwachung

Zu den Basiselementen einer gut geführten Pflegedokumentation gehört auch ein Biographiebogen. Die Lebensgeschichte eines Menschen liefert für die Pflege und Betreuung wichtige Informationen. Diese können die Eingewöhnung in die neue Wohnsituation erleichtern. Zu berücksichtigende bzw. zu erfassende Informationen sind beispielsweise:

• familiäre Situation und regionale Herkunft
• Schulbildung, Ausbildung, ausgeübter Beruf, Tagesgestaltung
• Sprache (Dialekt, Fremdsprache)
• Verhaltensweisen
• Lebensweisen und Traditionen
• prägende Ereignisse und Werte
• Gesundheitsgeschichte.

Ein ___**13**___ Punkt in der Pflegedokumentation ist auch die ärztliche Verordnung. Selbstverständlich muss jede Delegation durchzuführender ärztlicher Tätigkeiten an Pflegefachkräfte durch Ärzte/Ärztinnen nachvollziehbar dokumentiert sein.

Es müssen immer alle Angaben für eine sichere Vergabe von Arzneimitteln vorliegen. Die Richtigkeit der Verordnung wird entweder in der Pflegedokumentation selbst durch den Arzt/die Ärztin bestätigt oder aber über ein Fax, welches die aktuelle Medikation ausweist.

Bei der Ausformulierung des Pflegeberichts sollten Pflegekräfte folgende Regeln beachten:

• Treffend und genau formulieren, ohne dabei wertend zu sein
• Nicht nur Besonderheiten aus der Untersuchung eintragen, sondern auch die eigene Reaktion darauf
• Auf Kontinuität achten

- Keine langen Aufsätze schreiben, sondern so knapp wie möglich formulieren
- Unklare Aussagen vermeiden

Wenn ein Dokumentationsblatt ___**14**___, muss es ausgetauscht und archiviert werden. Dabei muss der Datenschutz beachtet werden! Unbefugten darf auf keinen Fall Zugriff auf Dokumentationsunterlagen gewährt werden.

Mit Blick auf die unangekündigten MDK-Prüfungen ist es sinnvoll, regelmäßig einen Check der Pflegedokumentation vorzunehmen.

Das zehnte Sozialgesetzbuch (§ 104 SGB XI) ermächtigt den MDK, im Rahmen einer Qualitätsprüfung Pflegedokumentationen einzusehen und zu kopieren.

Selbstverständlich darf die zu pflegende Person die über sie angelegten Unterlagen sehen. Das Recht ergibt sich aus einer Nebenpflicht zum Heimvertrag und aus § 810 Bürgerliches Gesetzbuch (BGB). Dieser Paragraf spricht demjenigen ___**15**___ auf Einsicht zu, der ein rechtliches Interesse hat und dieses ergibt sich allein schon aus dem Recht auf informationelle Selbstbestimmung.

Der ___**16**___ der Pflegeperson ergibt sich außerdem aus dem Recht auf Selbstbestimmung und auf personelle Würde gemäß Art.
1 Abs. 1 in Verbindung mit Art. 2 Abs. 1 des Grundgesetzes (GG).

	A	**B**	**C**
1	bei	an	auf
2	ausgelegt	angelegt	weggelegt
3	bei	aus	in
4	Eingaben	Vorgaben	Ausgaben
5	die	der	das
6	Führen	Begleiten	Ableiten
7	Pflegedokumentation	Elementarsache	Begründung
8	angelegt	beigefügt	abgelegt
9	viele	wenige	keine
10	Beweisen	Informationen	Meldungen
11	Krankheitsstatus	Pflegestufe	Erkrankungen
12	strukturiert	definiert	manipuliert
13	unwichtiger	uninteressanter	wichtiger
14	leer ist	fehlt	voll ist
15	das Recht	die Pflicht	den Wunsch
16	der Wille	der Anspruch	der Wunsch

19. Aufgabe   Der Pflegebericht

Ein wichtiger Bestandteil der Pflegedokumentation ist der Pflegebericht, der auch als „Berichteblatt" bezeichnet wird. Der Pflegebericht dient der Darstellung ___1___ Verlaufs von Pflege und Betreuung. In ihm werden keine Leistungen als erbracht dokumentiert, sondern es werden pflegerelevante Informationen festgehalten. Der Pflegebericht spiegelt in einer fachsprachlichen Berichtsform die aktuelle Befindlichkeit von Patientinnen/Patienten und deren Pflegeverläufe wider. Ein Pflegebericht erfasst den momentanen, ___2___ Zustand des Pflegenden, dessen Entwicklung des Zustandes, dessen Probleme, Ressourcen, Befindlichkeit und dessen Reaktion auf bestimmte pflegerische Maßnahmen. Der Pflegebericht dient auch als Grundlage zur Einstufung Pflegebedürftiger in den ___3___.

Damit eine Einstufung in den Pflegegrad erfolgen kann, stellt der Medizinische Dienst der Krankenkassen (kurz „___4___") die Pflegebedürftigkeit fest. Hierfür wird die Selbständigkeit in verschiedenen Lebensbereichen überprüft und erfasst.

Das Berichteblatt dient mit seinen Aussagen als Durchführungsnachweis. Der Pflegebericht ist somit ein wichtiges Hilfsmittel bei der Begutachtung durch den MDK.

Während eine Pflegeplanung die Beschreibung der angestrebten Entwicklung der zu pflegenden Person, der Ressourcen und Probleme sowie der pflegerischen Zielsetzung zum Inhalt hat und ___5___ beschreibt, um bestimmte Ziele zu erreichen(„So soll es sein und werden"), drückt der ___6___ einen Ist-Zustand („So ist es" / Befinden, Zustand, Reaktionen) aus.

Im Pflegebericht festzuhaltende Informationen sind:
- das ___7___ Befinden der Patientin/des Patienten: der Ist-Zustand
- Reaktionen auf durchgeführte Pflegemaßnahmen
- wichtige Geschehnisse, Beobachtungen, Informationen, positive und negative pflegerelevante Erlebnisse des Bewohners/der Bewohnerin
- ___8___ Vorkommnisse und aktuelle Ereignisse (Stürze, akute Schmerzen, psychische Auffälligkeiten) nach dem Schema „Vorfall-Handlung-Ergebnis",
- Abweichungen vom ___9___,
- aktuelle Probleme und Veränderungen, ungeplante Ereignisse

- Reaktionen auf pflegerische, medizinische und/oder therapeutische Maßnahmen
- Absprachen, Kooperationen, Konflikte mit ___10___
- Abweichungen von den ___11___ Maßnahmen mit einer Begründung
- Ursachen bzw. Begründungen für die Veränderung der Ziel-/Maßnahmenplanung
- Begründung für ___12___ in der pflegerischen Handlung
- situationsgerechtes Handeln der ___13___ bei akuten und immer wiederkehrenden gleichen ___14___ (z.B. Stürze, Diarrhö oder Erbrechen)
- Gesprächsnotizen (Angehörige, Betreuer/-innen, Ärzte/Ärztinnen etc.).

Bei der Dokumentation im Pflegebericht ist darauf zu achten, dass Sprache die Haltung der ___15___ deutlich macht. Dies bedeutet, dass der Sachverhalt ohne Wertung wiederzugeben ist.

___16___ dient der Evaluation der geplanten Pflege. In ihm werden alle Abweichungen von der geplanten Pflege dokumentiert und ___17___ wird entsprechend modifiziert.

Folgende Grundsätze für die schriftliche Verfassung eines Pflegeberichtes sind beispielsweise:

- eine möglichst ___18___ Formulierung: Verständliche, nachvollziehbare, treffende und eindeutige Formulierungen
- keine Bewertungen notieren, sondern sachliche, neutrale Beschreibungen
- bei Besonderheiten kann auch die eigene Reaktion dokumentiert werden
- Dokumentengerechte Verfahrensweise (Zeit, Unterschrift, etc.)
- gute ___19___

Ein Pflegebericht darf nicht gefälscht werden! Als Fälschung in der Dokumentation gelten das Verwenden von Tipp ex, Überkleben von Geschriebenem, Schreiben mit einem Bleistift und etwas unleserlich machen.

Ein Pflegebericht kann auch im zivilrechtlichen Prozess als Beweisdokumentation zum Tragen kommen. Bei einer korrekten und ___20___ Dokumentation kann ein Pflegebericht vor Haftungsansprüchen schützen.

Als häufigster Grund für juristische Auseinandersetzungen im Zusammenhang mit der Pflege sind Sturzereignisse zu nennen.

(Quelle: www.bmfsfj.de et al.)

	A	B	C
1	der	des	dem
2	möglichen	tatsächlichen	erwünschten
3	Pflegezustand	Pflegebedürftigkeit	Pflegegrad
4	MEDK	MDKK	MDK
5	Ziele	Vorgaben	Ursachen
6	Pflegebericht	Arztbericht	Arztbrief
7	ehemalige	wöchentliche	aktuelle
8	vergangene	akute	chronische
9	Pflegeplan	Pflegebericht	Arztbericht
10	Pflegedienstleitung	Angehörigen	Vorgesetzten
11	geplanten	spontanen	aktuellen
12	Ausfall	Mehraufwand	Minderaufwand
13	Pflegepersonen	Pfleger	Angehörigen
14	Telefonaten	Diktaten	Ereignissen
15	Mitarbeiterin	Pflegeperson	Vorgesetzten
16	der Pflegebericht	die Pflegemaßnahme	das Pflegeziel
17	die Pflegeplanung	die Pflegemaßnahme	die Dokumentation
18	präzise	populäre	ausufernde
19	Lesbarkeit	Zielführung	Zusammenfassung
20	lückenhaft	lückenlos	schlampigen

20. Aufgabe   Die Inkontinenz

Als Inkontinenz bezeichnet man den nicht kontrollierbaren, ____1____ Abgang von Harn (= Harninkontinenz) Harn und die unfreiwillige Defäkation (= Stuhlinkontinenz). Die Harninkontinenz ist weiter verbreitet ____2____ die Stuhlinkontinenz.

A. die Harninkontinenz

Die Harninkontinenz wird oft auch mit Blasenschwäche, schwache Blase, unfreiwilliger Harndrang oder Harnverlust umschrieben.
Es gibt verschiedene Formen der Harninkontinenz; diese beruhen in der Regel auf Speicher- und/oder Entleerungsfunktionsstörungen der ____3____ beispielsweise bei Stress- und Belastungen, bei großem Harndrang usw.
Die Harninkontinenz stellt kein eigenständiges Krankheitsbild dar; sie tritt meist im Zusammenhang mit einer Erkrankung der Harnblase, der ____4____ oder des Harnröhrenschließmuskels auf.
Mögliche Ursachen für eine Harninkontinenz sind z.B.:

- Schwäche der Beckenbodenmuskulatur
- ____5____ des Beckenbodens
- Hormonelle Veränderungen
- Vergrößerung der ____6____
- Harnwegsinfekt
- Blasensteine
- Blasentumore
- Morbus Parkinson
- Multiple Sklerose
- Diabetes-Neuropathie
- Demenz im mittelschweren bis schweren Stadium
- Apoplex
- Hirntumore
- Verletzungen des ____7____
- usw.

Bei 40 % der Bewohner/-innen mit Harninkontinenz kann durch gezielte Maßnahmen zumindest ____8____ Kontinenz erreicht werden. Vor der Einleitung einer Therapie steht immer die ____9____.

B. die Stuhlinkontinenz

Bei der Stuhlinkontinenz unterscheidet man drei Schweregrade:

1. ____10____ Verschmutzung der Wäsche und unkontrollierter Darmgasabgang

2. ____11____ Verschmutzung der Wäsche und regelmäßig unkontrollierter Darmgasabgang mit gleichzeitigem Abgang von flüssigem Stuhl

3. Vollständig ____12____ Abgang von Stuhl und Darmgasen

Die Stuhlinkontinenz tritt ____13____ auf als die Harninkontinenz, ist für die Betroffenen jedoch weitaus belastender. Die Ursachen, die zu einer Stuhlinkontinenz führen können, sind vielfältig und können begründet sein
- in einer Störung der Impulsverarbeitung (z.B. bei Morbus Alzheimer oder Multipler Sklerose)
- einer psychischen/psychiatrischen Störung (Rückfall in kleinkindliche Verhaltensweisen, Psychosen)
- einer Unterbrechung der Impulsüberleitung (Querschnittslähmung)
- einer sensorischen Störung (Hämorrhoiden-Operation, Rektumprolaps, Dickdarmentzündung)
- einer muskulären Störung (Tumore, Abszesse, Fisteln, Überdehnung durch Obstipation, nachlassende Verschlusskraft).

Auch bei der Stuhlinkontinenz steht vor der Therapie die ____14____, da es sich um ein Symptom einer ernsthaften, aber möglicherweise behandelbaren Erkrankung handeln kann.
In Bezug auf die Dokumentation der Pflege bei Inkontinenz werden folgende Empfehlungen gegeben:

1. Was ____15____ unbedingt vermeiden sollen:
- Die Ablehnung des Arztes/der Ärztin, die diagnostische Abklärung einer Inkontinenz zu verordnen, zu früh akzeptieren
- Die Inkontinenz als Symptom des ____16____ verstehen

- Die Stuhlinkontinenz als nicht therapierbar hinnehmen
- Eine Diarrhö dauerhaft behandeln ohne vorausgegangene Diagnostik

2. Was Pflegefachkräfte veranlassen sollten:
- Eine kontinenzfördernde Umgebung sicherstellen
- Die Mitbehandlung und Diagnosestellung durch einen ____17____ anregen
- Beratungsgespräche anbieten und Regeln für die Dokumentation festlegen
- Die Mitarbeiter/-innen zu allen die Inkontinenz betreffenden Themen schulen und sicherstellen, dass der Expertenstandard zu Förderung der Harnkontinenz bekannt ist, dass die Pflegenden die Risikofaktoren für die Entstehung einer Inkontinenz kennen, dass sie um die Behandelbarkeit bestimmter Harninkontinenzformen wissen, dass sie Hilfsmittel sicher anwenden und den Bedarf einschätzen können
- Kriterien für die Versorgung mit einer künstlichen Ableitung aufstellen, sicherstellen, dass die Entscheidung pflegefachlich und medizinisch begründet werden kann und Dokumentationsregeln festlegen
(Quelle: www.bmfsfj.de)

	A	B	C
1	willkürlichen	unwillkürlichen	gewollten
2	wie	als	umso
3	Niere	Gallenblase	Harnblase
4	Harnröhre	Harnleiter	Nierenkörperchen
5	Heben	Senkung	Versteifung
6	Prostata	Nieren	Nebennieren
7	Großhirns	Kleinhirns	Rückenmarks
8	tagsüber	nachts	wochenlang
9	Arzneimittelgabe	Medikation	Therapie
10	keine	gelegentliche	sehr häufige
11	keine	wenig	häufige
12	kontrollierter	unkontrollierter	bewusster
13	weniger	häufiger	nicht häufiger
14	Medikation	Diagnose	Prognose
15	Angehörige	Fahrdienste	Pflegekräfte
16	Alters	Geschlechts	Pflegegrads
17	Nephrologen	Kardiologen	Urologen

Lösungen

1. Lösung Wichtige Berufe im Gesundheitswesen

Die Altenpflege

Die Altenpfleger und Altenpflegerinnen arbeiten in Seniorenheimen, Kliniken oder bei privaten Pflegediensten. Das Tätigkeitsfeld eines Altenpflegers oder einer Altenpflegerin unterscheidet sich in einigen Punkten von dem der Krankenschwester oder des Krankenpflegers. Während es in einem Krankenhaus um die Verabreichung von Medikamenten, Wechseln von Infusionen, Vorbereitung auf Operationen, Begleitung zu medizinischen Untersuchungen, Verabreichung von Injektionen, Allgemeine Krankenbeobachtung, Kontrolle der Vitalwerte (Blutdruck, Puls, Temperatur, Blutzucker) usw. geht, dreht sich in einem Pflegeheim oder in einer Seniorenresidenz ein großer Teil des Arbeitsablaufes um die sogenannte Grundpflege.

Die Grundpflege beinhaltet unter anderem: Hilfe beim Aufstehen und Zubettgehen, Hilfe beim Waschen, Duschen und Baden, Hilfe beim Ankleiden, Hilfe bei Toilettengängen, Hilfe bei der Fortbewegung allgemein, Hilfestellung bei der Nahrungsaufnahme und Betreuung und Beratung der Angehörigen. Diese sogenannten grundpflegerischen Tätigkeiten nehmen einen großen Teil des Tätigkeitsfeldes eines Altenpflegers oder eine Altenpflegerin in Anspruch. Da immer mehr Senioren unter komplexen Krankheitsbildern, welche auch in einem Heim gut beobachtet werden müssen, leiden, gehört zu den Tätigkeitsgebieten eines Altenpflegers oder einer Altenpflegerin in einem Altenheim auch der Umgang mit Sonden und Kathetern, die Kontrolle des Blutdrucks und Blutzuckers, das Verabreichen von Insulinspritzen, das Anlegen von Verbänden, das Anlegen medizinischer Hilfsmittel (Korsett, Hörgerät, Beinschienen), die Verabreichung von Medikamenten und die Absprache der Medikation mit dem behandelnden Hausarzt oder Facharzt. Eine weitere große Aufgabe des Pflegers oder der Pflegerin ist die Kontaktpflege zu den Angehörigen. Diese soziale Aufgabe erfordert ebenfalls sehr viel Einfühlungsvermögen. Eine weitere soziale Herausforderung ist die Pflege und Begleitung sterbender Menschen. Ein Pfleger oder eine Pflegerin sollte bereit sein, die Herausforderungen körperlicher sowie psychischer Natur zu bewältigen. Die Dienstpläne der verschiedenen Heime sehen auch Dienste im zwei oder drei Schichtensystem sowie Arbeiten an Sonn- und Feiertagen vor.

Insgesamt ist der Pflegeberuf sehr anspruchsvoll und erfordert eine hohe Sozialkompetenz.

Die Ergotherapie

Mit Hilfe der Ergotherapie werden Menschen jeden Alters unterstütz ihre eingeschränkte Handlungsfähigkeit wieder zu erlangen oder zumindestens zu verbessern.. Ziel ist, sie bei der Durchführung für sie bedeutungsvoller Betätigungen in den Bereichen Selbstversorgung, Produktivität und Freizeit in ihrer persönlichen Umwelt zu stärken.

Hierbei dienen spezifische Aktivitäten, Umweltanpassung und Beratung dazu, dem Menschen Handlungsfähigkeit im Alltag, gesellschaftliche Teilhabe und eine Verbesserung seiner Lebensqualität zu ermöglichen. Die Ergotherapie wird sowohl stationär in psychiatrischen und psychotherapeutischen Kliniken als auch teilstationär in Tageskliniken angeboten. Eine Bedeutung hat sie auch im ambulanten Bereich, etwa in freien Praxen oder in sozialpsychiatrischen Ambulanzen. Die Behandlung kann als Einzeltherapie, in Kleingruppen oder auch als Gruppentherapie durchgeführt werden.

Die Physiotherapie

Die Physiotherapie bildet den Oberbegriff für die Krankengymnastik und die physikalische Therapie. Als natürliches Heilverfahren nutzt die Physiotherapie natürliche Anpassungsmechanismen des Körpers, um Störungen körperlicher Funktionen gezielt zu behandeln oder als Maßnahme in der Gesundheitsvorsorge (Prävention) diese zu vermeiden. Die physiotherapeutsche Behandlung stellt eine Alternative und/oder sinnvolle Ergänzung zur medikamentösen und operativen Krankheitsbehandlung dar. Die Behandlung der Patienten kann in de Physiotherapie beispielsweise auch durch physikalische Therapiemethoden erfolgen. Verschiedene Anwendungsformen der Physikalischen Therapie sind:

- Behandlung mit mechanischen Reizen (Massage)
- Behandlung mit thermischen Reizen (Wärme und Kälte)
- Behandlung mit Wasser (Hydrotherapie)
- Behandlung mit Strom (Elektrotherapie)

Auf der Basis des Heilmittelkataloges, der das Regelwerk für eine notwendige, ausreichende und wirtschaftliche Versorgung mit Heilmitteln darstellt, verordnende der Arzt physiotherapeutische Übungen und Behandlungen.

Auf dem Rezept vom Arzt steht dann z.B. allgemeine Krankengymnastik (KG), Neurophysiologische Krankengymnastik (KGN), Krankengymnastik am Gerät (KGG), Manuelle Therapie (MT) usw.

Nach einer gründlichen Untersuchung durch den Physiotherapeuten oder die Physiotherapeutin wird die Therapie durchgeführt, um die Leistungsfähigkeit des Gesamtorganismus zu verbessern oder wiederherzustellen. Wichtige Ziele in der Physiotherapie sind beispielsweise Linderung von Schmerzen, Förderung von Stoffwechsel und Durchblutung, Erhaltung und Verbesserung der Beweglichkeit, und der Koordination, Erhaltung und Verbesserung der Kraft und der Ausdauer. Der Zugang zum Menschen erfolgt in der Physiotherapie vorwiegend über die persönliche Kommunikation mit dem Therapeuten in Einzel-, aber auch in Gruppentherapie. Freundlichkeit und positive Grundeinstellung des Therapeuten werden in der Physiotherapie als Beitrag zur Verbesserung des Behandlungseffektes gesehen.

Typische Anwendungsbereiche der Physiotherapie sind zum Beispiel:
• Beratung zur Vorbeugung vor Krankheiten
• Therapie und Rehabilitation in ambulanten Praxen
• Therapie und Rehabilitation in stationären und teilstationären Einrichtungen
• Kurative Medizin in Krankenhäusern

Der größte Teil der Verordnungen von physiotherapeutischen Maßnahmen bezieht sich auf Erkrankungen der Wirbelsäule und Gelenke. In Deutschland klagen 22 Millionen Menschen über wiederkehrende Rückenschmerzen. Wenn es darum geht, aktiv etwas für einen gesunden Rücken zu tun, ist man mit den "Rückenschulen" (präventive Schulungsprogramme der Physiotherapie) gut beraten. Physiotherapie wird außerdem verordnet bei Knochenbrüchen, Gelenkoperationen, Bänder-, Sehnen- und Muskelrissen, Amputationen, Gelenkerkrankungen, Erkrankungen im Bereich des Zentralnervensystems (z. B. bei Schlaganfall, Multipler Sklerose oder Querschnittslähmung), Erkrankungen der Atmungsorgane, Herz-Kreislauf- und Gefäßerkrankungen, Erkrankungen des Magen-Darm-Trakts, Nierenerkrankungen, Erkrankungen der Harn- und Geschlechtsorgane und anderen Erkrankungen.

Die Logopädie

In der Logopädie beschäftigen sich Logopäden, Sprachtherapeuten, Klinische Sprechwissenschaftler und Sprachheilpädagogen mit Störungen der Sprache und Stimme, aber auch mit Krankheiten der Sprech- und Stimmorgane.

Die Behandlung von Erwachsenen und Kindern erfolgt beispielsweise in Logopädiepraxen, Praxen für Sprach- und Stimmtherapie, in Kliniken mit HNO- / Phoniatrischen Abteilungen und in Sozialpädiatrischen Zentren.

Typische Behandlungsgebiete in der Logopädie sind zum Beispiel: Sprachstörungen (z.B. Aussprache), Sprechstörungen (z.B. Stottern) Stimmstörungen (z.B. Stimmbandlähmung), Schluckstörungen, Störungen der Sprache bei psychiatrischen, neurotischen, hysterischen und psychosomatischen Krankheiten usw.

2. Lösung Prostatakrebsfrüherkennung

Die Prostata (Vorsteherdrüse) gehört zu den inneren Geschlechtsorganen des Mannes, genauso wie Hoden, Nebenhoden, Samenleiter, Samenblasen (Bläschendrüsen) und kleinere Drüsen in der Umgebung der Harnröhre.

Der Prostatakrebs ist gegenwärtig der am häufigsten diagnostizierte bösartige Tumor des Mannes – etwa 58.000 Männer erkranken jedes Jahr in Deutschland, etwa 12.000 sterben jährlich daran. Krankenkassen und Ärzte setzen daher weiter auf Vorsorgeuntersuchungen, die von den Krankenkassen finanziert werden.

Für Männer, welche eine Krebsfrüherkennungsuntersuchung ihrer Prostata wünschen, empfiehlt sich daher eine Tastuntersuchung durch den Urologen. Diese Tastuntersuchung dauert keine 3 Minuten und völlig schmerzlos. Weil sich die Prostata unterhalb der Harnblase unmittelbar vor dem Rektum befindet, ist sie für eine Untersuchung vom Rektum aus gut zugänglich. Durch diese Tastuntersuchung (digital rektale Untersuchung) ist z. B. eine vergrößerte Prostata leicht festzustellen. Somit können ab einer gewissen Größe auch Tumore ertastet und entdeckt werden. Zusätzlich zur digitalen rektalen Untersuchung wird der Prostata-spezifische Antigen-Wert im Blut bestimmt.

Das Prostata-spezifische Antigen (PSA) ist ein Protein (Eiweiß), das von den Prostatadrüsen gebildet wird. PSA ist ein Enzym, das von allen Männern und nur in der Prostata gebildet wird. Weil nur Prostatazellen PSA herstellen können, ist es Prostata-spezifisch (daher der Name) und markiert sein Herkunftsorgan. Alle Prostatazellen, normale wie tumorös entartete, bilden PSA.

Karzinomzellen bilden bis zu 10mal mehr PSA als normale Prostatazellen. Deshalb eignet sich das PSA auch gut als Tumormarker: Mit der Höhe des PSA- Spiegels zeigt das Risiko eines Prostatakarzinoms. die Ärzte gehen davon aus, dass bei Werten über 10 ng/ml in 50–80 % der Fälle ein Prostatakarzinom vorliegt.

Viele Urologen empfehlen bei Männern ab 50 die Früherkennungsuntersuchung.

Eine Früherkennungsuntersuchung minimiert das Risiko, am Prostatakarzinom zu versterben, denn sie bezieht neben den diagnostischen Ergebnissen auch die persönlichen Risikofaktoren des Patienten, familiäre Dispositionen sowie den Einfluss von Ernährungsgewohnheiten in das Untersuchungskonzept mit ein. Es ist jedoch nicht jede Untersuchung mit anschließender Therapie unbedingt sinnvoll. Die Schwierigkeit in Diagnostik und Therapie liegt nun darin, dass sich das Wachstum des Prostatakarzinoms sehr langsam vollzieht. Ist der Tumor noch sehr klein oder wenig aggressiv im Wachstum, ist eine Therapie oft gar nicht notwendig.

Hat die Geschwulst jedoch ein bestimmtes Stadium überschritten, ist Heilung nicht mehr möglich. Sinn der Früherkennung durch den Urologen ist es also, die Karzinome zu erfassen, die aus dem unauffälligen Stadium herausgetreten sind, aber noch nicht die Grenze zu den nicht mehr komplett heilbaren Tumoren überschritten haben. Dieses Feld der organbegrenzten, heilbaren Karzinome kann nur durch regelmäßige Untersuchungen beim Urologen erfolgreich eingegrenzt werden.

Die gesetzlich versicherten Männer ab 45 Jahren bekommen die Untersuchung von ihrer Krankenkasse bezahlt. Trotzdem nehmen nur etwa 15 Prozent aller Männer diese Möglichkeit der Früherkennung wahr.

3. Lösung Bewegung ist Leben

Etwa 10 Millionen Menschen in der Bundesrepublik Deutschland leiden unter mehr oder weniger starken Schmerzen. Fast 40% der

Schmerzpatienten klagen über Rückenschmerzen, deren Ursprung in der Wirbelsäule zu liegen scheint.

Da unsere Wirbelsäule als statisches Achsenorgan in der Regel großen Belastungen ausgesetzt ist, treten entsprechend häufig hier Verschleißerscheinungen auf, die über die normale Abnützung hinausgehen und deshalb oft Beschwerden verursachen. Statistisch gesehen sind Rückenschmerzen bei Männern zu 14 % die häufigste und bei Frauen mit 11% die zweithäufigste Ursache für Krankheitsausfälle.

Die genaue Abklärung aller Schmerzursachen gehört in die Hand eines erfahrenen Arztes. Erst nach dem Arztbesuch und einer gründlichen Untersuchung steht die Diagnose und damit auch die Therapie fest.

Jeder Mann und jede Frau hat es aber selbst in der Hand durch geeignete Präventionsmaßnahmen dem Rückenschmerz Paroli zu bieten!

Was heißt in diesem Zusammenhang „Prävention"?

Kurzgefasst bedeutet Prävention Krankheitsvorbeugung. Somit hat jede Präventionsmaßnahme das Ziel, gesundheitliche Schädigungen durch gezielte Aktivitäten zu verhindern bzw. weniger wahrscheinlich zu machen.

Die sogenannte Primärprävention hat beispielsweise das Ziel, die Gesundheit zu fördern und zu erhalten und die Entstehung von Krankheiten zu verhindern. Maßnahmen der Primärprävention können für Einzelpersonen oder ganze Berufsgruppen in einem Betrieb angeboten werden. In entsprechenden Kursen, die auch regelmäßig in Harburg angeboten werden, wird den Teilnehmern/ innen dann aufgezeigt, wie durch Programme zur gesunden Ernährung oder zur körperlichen Aktivität sowie zur Betrieblichen Gesundheitsförderung entsprechende Risikofaktoren minimiert werden können usw..

Im Rahmen der sogenannten Primärprävention nach § 20 Abs. 1 SGB V kann jeder einzelne Krankenkassenversicherte entsprechende förderungsfähige Leistungen in Anspruch nehmen und bei anerkannten Kursanbietern „Gesundheitskurse wie z.B. Wirbelsäulengymnastik oder Rückenschulkurse" buchen.

Typische „Schlüsselbegriffe" die zum Präventionsprinzip gehören, sind z.B.:

- Reduzierung von Bewegungsmangel durch gesundheitssportliche Aktivitäten

- Vorbeugung und Reduzierung spezieller gesundheitlicher Risiken durch geeignete verhaltens- und gesundheitsorientierte Bewegungsprogramme
- Vermeidung von Mangel- und Fehlernährung
- Vermeidung und Reduktion von Übergewicht

In den Rückenschulkursen/ Wirbelsäulengymnastik erfahren dann die Kursteilnehmerinnen u.a., wie wichtig es ist, dass sie sich z.B. viel bewegen, Ihren Rücken geradehalten, beim Bücken in die Hocke gehen, keine schweren Lasten tragen usw.
Die typische Zielgruppe der Rückenschulkurse / der Wirbelsäulengymnastik sind Krankenkassenversicherte mit besonderer Belastung des Haltungs- und Bewegungsapparates bzw. Versicherte mit schwach ausgeprägter Rückenmuskulatur und Haltungsfehlern.
Zu den Kurszielen gehört u.a. eine Kräftigung der Rumpfmuskulatur, das Erlernen von Strategien zur Vermeidung von Rückenschmerzen und das Einüben von Übungsprogrammen für den Alltag.

4. Lösung Was ist Physiotherapie?

Physiotherapie ist eine Form der äußerlichen Anwendung von Heilmitteln mit der vor allem die Bewegungs- und Funktionsfähigkeit des menschlichen Körpers wiederhergestellt, verbessert oder erhalten werden soll. Der Physiotherapeut/die Physiotherapeutin orientiert sich bei der Behandlung an den Beschwerden und den Funktions-, Bewegungs- bzw. Aktivitätseinschränkungen des Patienten, die bei der physiotherapeutischen Untersuchung festgestellt werden.
Die Behandlung zielt einerseits auf die natürlichen, physiologischen Reaktionen des Organismus (z. B. Muskelaufbau und Stoffwechselanregung), andererseits auf ein verbessertes Verständnis der Funktionsweise des Organismus (Dysfunktionen/Ressourcen) und auf den eigenverantwortlichen Umgang mit dem Körper ab.
Physiotherapie bildet den Oberbegriff für die Krankengymnastik und die physikalische Therapie. Die Physiotherapie nutzt primär die manuellen Fertigkeiten des Physiotherapeuten/der Physiotherapeutin, gegebenenfalls ergänzt durch natürliche physikalische Reize (z.B. Wärme, Kälte, Druck, Strahlung, Elektrizität) und fördert die Eigenaktivität (koordinierte Muskelaktivität sowie die bewusste

Wahrnehmung) des Patienten. Die Behandlung ist an die anatomischen, physiologischen und kognitiven Gegebenheiten des Patienten angepasst. Das Ziel jeder physiotherapeutischen Behandlung ist die Wiederherstellung, Erhaltung oder Förderung der Gesundheit. Ein weiteres Behandlungsziel ist sehr häufig auch die Schmerz-Reduktion. Die Bewegungstherapie und die Krankengymnastik sind die beiden Hauptaufgaben der Physiotherapie.

Die physiotherapeutische Behandlung erfolgt auf ärztliche Verordnung z.B. als Allgemeine Krankengymnastik (KG), Neurophysiologische Krankengymnastik (KGN), Krankengymnastik am Gerät (KGG) oder Manuelle Therapie (MT) usw. Bei der Verordnung richtet sich der Arzt, der das Rezept ausstellt, nach dem Heilmittelkataloges.

Der Heilmittelkatalog ist ein Regelwerk, das die notwendige, ausreichende und wirtschaftliche Versorgung mit Heilmitteln sicherstellen soll. Die Behandlung des Physiotherapeuten/der Physiotherapeutin orientiert sich nach der ärztlichen Verordnung am individuellen Problem des Patienten.

5. Lösung Medikamentenrückstände im Trinkwasser

Medikamente tragen zur Gesundheit von Menschen und Tieren bei. Wichtig aber ist, dass die Medikamente richtig entsorgt werden, damit sie nicht unser Trinkwasser verunreinigen.

Medikamente dürfen keinesfalls über die Toilette oder Spüle entsorgt werden, sondern nur über den Restmüll, die Apotheke oder den Recyclinghof. In Deutschland gibt es keine einheitliche Regelung zur Entsorgung von Medikamenten und Arzneimitteln. Um unsere Umwelt und Gewässer nachhaltig zu schützen, ist die sachgemäße Entsorgung von Arzneimitteln jedoch sehr wichtig.

Auf der Webseite www.arzneimittelentsorgung.de wird beschrieben, wie man Arzneimittel umweltbewusst entsorgen kann.

Für die Sendung „Die Tricks mit unserem Wasser" hat ein vom Norddeutschen Rundfunk (NDR) beauftragtes Labor Wasserproben an verschiedenen Entnahmestellen im Norden von Deutschland auf Mikro-Schadstoffe untersucht. Dabei fand das Labor den Schmerzmittel-Wirkstoff Diclofenac im Wasser aus einem Klärwerksauslauf in Lübeck (2,27 Mikrogramm pro Liter) und im Wasser der Elbe in Hamburg (0,03 Mikrogramm pro Liter). Bei anderen Untersuchungen fanden sich bereits Spuren des Schmerzmittelwirkstoffs Diclofenac und andere Medikamentenrückstände im Trinkwasser.

Diclofenac ist ein Arzneimittelwirkstoff, der in Schmerztabletten oder zur äußerlichen Anwendung in Schmerzsalben und -gelen eingesetzt wird. In Deutschland liegt der Verbrauch bei rund 85 Tonnen jährlich. Die im Abwasser nachweisbaren Spuren von Diclofenac sind sowohl auf oral als auch lokal angewendete Medikamente zurückzuführen. Diclofenac kann nach der oralen Aufnahme über den Urin und bei Salben und Gels mit der nächsten Dusche ins Abwasser gelangen kann. Die Wasserversorger wünschen sich eine Art "Umweltverträglichkeitsampel" auf Medikamentenverpackungen. Es sei hilfreich, wenn Menschen wüssten, dass die Medikamente, die sie gerade nehmen oder entsorgen, biologisch schwer abbaubar sind, sagt der Experte von den Hamburger Wasserwerken. Das Bundesgesundheitsministerium hingegen erklärt, Angaben zur Umweltverträglichkeit auf der Verpackung seien nach den Vorschriften des Arzneimittelgesetzes nicht zulässig. Fachleute gehen davon aus, dass der Arzneimittelverbrauch aufgrund der demografischen Entwicklung auf lange Sicht vermutlich weiter ansteigen wird. Damit werde höchstwahrscheinlich auch die Menge an Arzneimittelrückständen in der Umwelt ansteigen. Die Gewässer und damit die Trinkwasser-Ressourcen müssten vor vermeidbaren Einträgen nachhaltig geschützt werden.

6. Lösung　　　　Wärme- und Temperaturregulation

Da der Mensch zu den gleichwarmen Lebewesen gehört, wird seine Körpertemperatur durch zusätzliche Wärmeproduktion und Regel-mechanismen, unabhängig von der Umgebungstemperatur, in gewissen Grenzen konstant gehalten.

Man unterscheidet zwei Temperaturbereiche beim Menschen:

1. die relativ konstante Körperkerntemperatur von ca. 37 °C in den Körperhöhlen und

2. die mehr oder weniger schwankende Körperschalentemperatur von Haut und Gliedmaßen.

Voraussetzung für eine konstante Körpertemperatur ist ein Gleichgewicht zwischen der Wärmeproduktion, der Wärmeaufnahme (nur wenn Umgebungstemperatur über der Körpertemperatur liegt) und der Wärmeabgabe.

Die Wärmeproduktion steht in einem engen Zusammenhang mit der Verbrennung von Nährstoffen. Die Energie, die bei der Verbrennung freigesetzt wird, wird teilweise in Muskelarbeit umgesetzt oder als Fett abgespeichert. Der größte Teil der gewonnen Energie wird als Wärme frei. Die Wärme wird in unserem Körper durch das Blut verteilt. Genauso wichtig wie die Konstanthaltung der Körpertemperatur ist die Wärmeabgabe überschüssiger Wärme an die Umgebung. Der Wärmetransport von der Haut in die umgebende Luft (= äußerer Wärmestrom) erfolgt in Ruhe und bei einer Umgebungstemperatur von 20 °C bis zu ca. 70 % durch Wärmestrahlung.

Die bessere Wärmeleitfähigkeit von Wasser macht sich der Körper bei der Wärmeabgabe durch die Atemluft und durch die Schweißbildung zunutze. Das Wasser der Atemwege und der Schweißdrüsen wird erwärmt und verdunstet anschließend. Es entsteht eine Verdunstungskälte, da diese Wasserverdunstung dem Körper erhebliche Wärmemengen entzieht.

Die Aufrechterhaltung der Körperkerntemperatur von 37 °C ist das Ergebnis eines biologischen Regelkreises. Das Temperaturregulationszentrum liegt im Hypothalamus des Zwischenhirns und speichert den Sollwert (normal 37 °C). Durch Thermorezeptoren in der Haut, im Rückenmark und im Hypothalamus erfolgt die Messung des Istwertes, der dem Zentrum zum Vergleich mit dem Sollwert zugeleitet wird. Die Mechanismen zur Regulation der Körpertemperatur sind Verengung (Vasokonstriktion) und Erweiterung (Vasodilatation) der Hautblutgefäße, Schweißsekretion und Veränderung der Wärmebildung.

Mit Hilfe eines Thermometers kann man die Körpertemperatur messen. Die Körpertemperatur wird einigermaßen genau dort gemessen, wo größere Blutgefäße dicht unter der äußeren Haut bzw. Schleimhaut verlaufen oder Haut auf Haut liegt und der Einfluss der Umgebungstemperatur weitestgehend ausgeschlossen werden kann. Für die Messung der Körpertemperatur sind folgende drei Stellen gut geeignet:
• Mastdarm (Rektum),
• Mundhöhle und
• Achselhöhle.
Die nähere Bestimmung der Körperschalentemperatur.

erfolgt durch Messung der Hauttemperatur an mehreren Hautstellen (zum Beispiel Stirn, Arm, Bein).
Die genauesten Werte liefert die rektale Messung am Morgen sofort nach dem Erwachen (Morgen- oder Aufwachtemperatur).

7. Lösung Infektionsschutz durch Impfen

In der Bundesrepublik Deutschland besteht grundsätzlich **keine** Impfpflicht! Jedoch empfiehlt das Robert Koch Institut (RKI) Impfungen und andere Maßnahmen der spezifischen Prophylaxe.
Impfungen gehören zu den wirksamsten und wichtigsten präventiven Maßnahmen, die in der Medizin zur Verfügung stehen. Moderne Impfstoffe sind gut verträglich und unerwünschte Arzneimittelnebenwirkungen werden nur in seltenen Fällen beobachtet. Unmittelbares Ziel der Impfung ist es, den Geimpften vor einer ansteckenden Krankheit zu schützen. Bei Erreichen hoher Impfquoten ist es möglich, einzelne Krankheitserreger regional zu eliminieren und schließlich weltweit auszurotten. Die Elimination der Masern und der Poliomyelitis sind erklärte und erreichbare Ziele nationaler und internationaler Gesundheitspolitik.
Für Poliomyelitis ist dieses Ziel u.a. in Europa bereits erreicht worden.
Seit Beginn des Jahres 2020 leiden Menschen in der ganzen Welt.
an Covid-19, der durch das Coronavirus SARS-CoV-2 verursachten Krankheit. Ab Januar 2021 stehen auch gegen das Coronavirus SARS-CoV-2 geeignete Impfstoffe zur Verfügung.
Wichtige Empfehlungen der Ständigen Impfkommission (STIKO) mit den Impfempfehlungen für Säuglinge, Kleinkinder, Jugendliche und Erwachsene und die Tabelle der Indikations- und Auffrischimpfungen findet man auf den Webseiten des Robert Koch Instituts.
Es gehört zu den ärztlichen Aufgaben eines Arztes, für einen ausreichenden Impfschutz der von ihm betreuten Patienten zu sorgen. Bedeutsam ist dabei, die Grundimmunisierung bei Säuglingen und Kleinkindern frühzeitig entsprechend den STIKO- Empfehlungen und ohne unnötigen Verzögerungen zu beginnen sowie zeitgerecht abzuschließen.
Nach der Grundimmunisierung stellen regelmäßige Auffrischimpfungen bis zum Lebensende sicher, dass der notwendige Impfschutz erhalten bleibt. Individuelle Fragen zu Impfungen sollten mit dem

verantwortlichen Arzt im Rahmen der gesetzlichen Aufklärungspflicht besprochen werden.

8. Lösung   Die Dekubitusprophylaxe

Der Fachbegriff „Dekubitus" ist die medizinische Bezeichnung für ein Druckgeschwür. Umgangssprachlich redet man auch von Wundliegen. Ursache kann ein dauerhafter, starker Druck sein. Dadurch kommt es zu einer lokalen Schädigung der Haut und des drunterliegenden Gewebes aufgrund der hohen Druckbelastung, die die Durchblutung der Haut stört. Betroffen sind vor allem weitgehend bewegungsunfähige, bettlägerige Patienten sowie Rollstuhlfahrer.

Mögliche Ursachen für einen Dekubitus können beispielsweise langes, bewegungsloses Sitzen oder Liegen, dünne, wenig elastische Haut, Diabetes, reduzierte Schmerzempfindlichkeit, geringer Körperfettanteil, Inkontinenz, bestimmte Medikamente, Übergewicht, mangelnde Pflege, Mangelernährung und bestehende Hautkrankheiten sein.

Damit es bei dem pflegebedürftiger Patienten erst gar nicht zu einem Dekubitus kommt, ist eine Dekubitusprophylaxe erforderlich..

In der Krankenpflege wird die „Dekubitusprophylaxe" im Sinne von Vorbeugung und Verhütung verwendet. Synonym wird der Begriff »Prävention« genutzt.

In der Gesundheits- und Krankenpflege hat die „Dekubitusprophylaxe" einen hohen Stellenwert. Pflegebedürftige Patienten/Bewohner erhalten grundsätzlich eine Prophylaxe, die die Entstehung eines Dekubitus verhindert. Zu diesen vorbeugenden Maßnahmen gehören Anti-Dekubitus-Hilfsmittel wie beispielsweise Schaumstoffmatratzen, Gel- oder Luftkissen, Schaffellauflagen, spezielle Sitzkissen für Rollstuhlfahrer etc. Aber auch das regelmäßige Umlagern und Mobilisieren von bettlägerigen Patienten, das häufige Wechseln von Kleidung und Bettwäsche, die Hautpflege, eine ausgewogene Ernährung, und eine ausreichende Flüssigkeitszufuhr sind Teil einer Dekubitusprophylaxe.

Wird die Dekubitusprophylaxe von den Pflegepersonen nicht sorgfältig genug durchgeführt, können sich bei den pflegebedürftigen Patienten Wunden infizieren. Es kann dann zu Komplikationen wie Knochenmarks- und Knochenentzündungen, Lungenentzündungen, Knochenabszessen oder Blutvergiftungen kommen.

Bei einem bestehenden Dekubitus verläuft der Heilungsprozess trotz optimaler Pflege schleppend und langwierig. Es besteht grundsätzlich ein erhöhtes Rückfallrisiko nach einem behandelten Dekubitus.
Um so wichtiger ist eine bestmöglich Dekubitusprophylaxe, dass es erst gar nicht zu einem Dekubitus kommt.
Die von der Weltgesundheitsorganisation (WHO) vergebene Bezeichnung Covid-19 bezeichnet die Lungenkrankheit, die das Virus SARS-CoV-2 (= „"severe acute respiratory syndrome coronavirus 2") auslöst.
Das Coronavirusirus wird ähnlich wie das Grippevirus und Erkältungsviren per Tröpfcheninfektion übertragen – das heißt: beispielsweise über Speicheltröpfchen, die beim Husten, Niesen, Singen oder Sprechen aus Mund oder Nase herausgeschleudert werden. Auch über winzige Flüssigkeitströpfchen, das sogenannte Aerosol, kann man sich anstecken. Aerosole sind kleinste Partikel, Tröpfchenkerne mit einem Durchmesser von unter fünf Mikrometer, die in der Luft schweben. Das Aerosol kann für längere Zeit in der Raumluft vorkommen, vor allem in kleinen, nicht oder schlecht belüfteten Räumen. Zu anderen Menschen sollte man mindestens anderthalb bis zwei Meter Abstand halten, in kleinen Räumen eventuell auch mehr. Häufiges Lüften empfiehlt sich. Um andere zu schützen, sollte man beim Husten oder Niesen stets ein Taschentuch verwenden oder die Ellenbeuge nutzen. Ein weiterer Ansteckungsort sind zum Beispiel auch Flächen, denn auch über den Kontakt mit Oberflächen, auf denen sich Virusteilchen befinden können, ist eine Ansteckung denkbar. Um sich vor einer Ansteckung durch diese Schmierinfektion zu schützen, sollte man zum Beispiel auf Händeschütteln verzichten und sich oft gründlich die Hände mit Seife waschen. Zudem ist es wichtig, sich nicht ins Gesicht zu fassen, da Mund, Nase und Augen "Eintrittspforten" für das Virus sein könnten. Außerdem kann das Tragen einer Mund-Nasen-Bedeckung, eine sogenannte FFP"- Maske, in öffentlichen Räumen dazu beitragen, dass sich das neuartige Coronavirus langsamer ausbreitet.

Bei einer Coronavirusinfektion können folgende Symptome auftreten: Fieber, Husten, Schnupfen, Geruchs- und Geschmacksstörungen. Außerdem kann es auch zu einer Erschöpfung und Kurzatmigkeit, zu Kopf- und Gliederschmerzen, Appetitlosigkeit, Halsschmerzen, Durchfall, Erbrechen und Hautausschlag kommen.

Das Virus hat eine Inkubationszeit von durchschnittlich fünf bis sechs Tagen. Manchmal kann die Zeit bis zum Ausbruch der Coviderkrankung auch bis zu 14 Tage dauern.

Der Erreger kann die unteren Atemwege befallen und bei einem Teil der Infizierten Lungenentzündungen verursachen. Ein sogenanntes Akute Atemnot-Syndrom (englisch: Acute Respiratory Distress Syndrome, ARDS) kann die Folge sein. Das Virus wirkt sich unter Umständen auch auf die Herzgesundheit aus, führt eventuell zu neurologischen Symptomen oder zu Blutgerinnseln.

Schwere Verläufe sind auch schon bei jüngeren Menschen vorgekommen. Aber auch Menschen, die keine bekannte Vorerkrankungen hatten, sind schon schwer erkrankt.

Wie bei anderen Krankheiten auch, gibt es auch beim Coronavirus bestimmte Risikofaktoren, die einen schweren Verlauf begünstigen. Dazu zählen unter anderem höheres Alter, Rauchen, Fettleibigkeit, männliches Geschlecht, Herz-Kreislauf-Krankheiten, chronische Lungenerkrankungen wie COPD, Diabetes mellitus, geschwächtes Immunsystem und Krebserkrankungen. Kinder scheinen seltener als Erwachsene Krankheitszeichen zu zeigen oder gar einen schweren Verlauf zu entwickeln.

Seit Ende Dezember 2020 wird in Deutschland gegen Covid-19 geimpft. Derzeit sind mRNA-Impfstoffe und Vektor-basierte Impfstoffe zugelassen. Die Ständige Impfkommission (STIKO) hat Empfehlungen erarbeitet, wer wann geimpft werden sollte. Da die Impfstoffe im Moment nur begrenzt verfügbar sind, haben bestimmte Gruppen Priorität, zum Beispiel Menschen mit einem hohen Risiko für einen schweren oder tödlichen Verlauf der Infektion.

Bei Verdacht auf eine SARS-CoV-2 Ansteckung kann man sich in Testzentren kostenlos testen lassen. Für die Tests stehen PCR-Tests und Antigentests zur Verfügung.

Wer an dem Coronavirus mild erkrankt, sollte sich wie bei einer Erkältung verhalten: Ruhe und viel Schlaf tun gut.

Bei leicht bis mittelschwer erkrankten Menschen flauen die Symptome laut RKI nach gut zwei Wochen ab. Bei schweren bis sehr schweren Infektionen kann es Wochen bis Monate dauern, bis sich die Betroffenen davon erholen.

(Quelle: Apotheken-Rundschau)

9. Lösung Volkskrankheit Bluthochdruck

Der menschliche Körper wird durch die Pumptätigkeit des Herzens kontinuierlich mit Blut und somit mit lebensnotwendigem Sauerstoff und Nährstoffen versorgt.

Mit jedem Herzschlag übt das Blut Druck auf die Gefäßwände aus.

Bei der Messung des Blutdrucks unterscheidet man zwischen dem systolischen und dem diastolischen Blutdruck.

Während der systolische Blutdruck derjenige Druck ist, der entsteht, wenn sich der Herzmuskel zusammenzieht und sauerstoffreiches Blut in die Gefäße pumpt, ist der diastolische Blutdruck jener Druck, der beim Erschlaffen der Herzmuskulatur auf die Gefäße einwirkt.

Der Blutdruck wird in der Einheit „Millimeter Quecksilbersäule" gemessen, abgekürzt mmHg. Die Messwerte werden stets paarweise angegeben. Dabei steht der höhere systolische Wert vorn und der niedrigere diastolische Wert hinten. Eine Person, deren Messwerte beispielsweise mit 118/72 Millimeter Hg angegeben werden, hat also einen systolischen Blutdruck von 118 mmHg und einen diastolischen Blutdruck von 72mmHg.

Der Referenzbereich des systolischen Blutdrucks liegt zwischen 120 mmHg und 80 mmHg.

Ist der Blutdruck höher, spricht man von einer Hypertonie, ist er erniedrigt, lautet der Fachausdruck Hypotonie.

Bluthochdruck, die Hypertonie, ist vor allem in den Industrieländern eine weit verbreitete Erkrankung, eine Volkskrankheit geworden.

Viele Menschen in Deutschland leiden unter einem zu hohen Blutdruck ohne es zu wissen. Denn die sogenannte "arterielle Hypertonie" verursacht normalerweise keine spürbaren Beschwerden und wird daher häufig übersehen oder verharmlost.

Typische Symptome einer Hypertonie können beispielsweise Schwindel, Kopfschmerz am frühen Morgen, Nasenbluten, Ohrensausen, Herzklopfen und unklare Herzbeschwerden sein.

Doch ein anhaltend hoher Blutdruck in den Arterien schadet den Gefäßen und dem Herzen. Die Gefäßwände werden starrer, verhärten und verengen sich. Es besteht eine höhere Neigung zu Arteriosklerose, da sich an den kritischen Stellen vermehrt Fette und Kalk ablagern können.

Langfristig werden auch die feinen Blutgefäße des Gehirns, des Herzens, der Nieren und dergleichen in Mitleidenschaft gezogen und das Risiko für einen Schlaganfall oder Herzinfarkt steigt. Auch die Augen können geschädigt werden.

Bluthochdruck ist ein zentraler Risikofaktor für Erkrankungen der Hirngefäße und des Herzens. Darüber hinaus hat Bluthochdruck einen direkten ungünstigen Einfluss auf den Herzmuskel, der als Reaktion auf den langfristig erhöhten Druck mit der Zeit verdicken und so allmählich seine Funktionsfähigkeit einbüßen kann. Die Folge ist dann am Ende meist eine Herzmuskelschwäche.

Ebenso können durch einen permanent zu hohen Blutdruck und die damit verbundenen Gefäßveränderungen das Gehirn oder die Nieren geschädigt werden. Im ungünstigsten Fall kann es auch zu einem Nierenversagen kommen.

Außerdem gilt Bluthochdruck auch als Risikofaktor für Demenz! Eine regelmäßige Kontrolle des Blutdrucks ist daher wichtig.

Nur durch eine regelmäßige persönliche und ärztliche Kontrolle kann eine eventuelle Hypertonie medikamentös eingestellt werden.

Neben der medikamentösen Therapie ist es aber auch enorm wichtig, bei Bluthochdruck ein gesundheitsbewusstes Leben zu führen, sich gesund zu ernähren, Sport zu treiben und Stress in seinem Alltag zu reduzieren.

10. Lösung   Das Coronavirus

Die von der Weltgesundheitsorganisation (WHO) vergebene Bezeichnung Covid-19 bezeichnet die Lungenkrankheit, die das Virus SARS-CoV-2 (= „"severe acute respiratory syndrome coronavirus 2") auslöst.

Das Coronavirusirus wird ähnlich wie das Grippevirus und Erkältungsviren per Tröpfcheninfektion übertragen – das heißt: beispielsweise über Speicheltröpfchen, die beim Husten, Niesen, Singen oder Sprechen aus Mund oder Nase herausgeschleudert werden. Auch über winzige Flüssigkeitströpfchen, das sogenannte Aerosol, kann man sich anstecken. Aerosole sind kleinste Partikel, Tröpfchenkerne mit einem Durchmesser von unter fünf Mikrometer, die in der Luft schweben. Das Aerosol kann für längere Zeit in der Raumluft vorkommen, vor allem in kleinen, nicht oder schlecht belüfteten Räumen. Zu anderen Menschen sollte man mindestens anderthalb bis zwei Meter Abstand halten, in kleinen Räumen eventuell auch mehr. Häufiges Lüften empfiehlt sich. Um andere zu schützen, sollte man beim Husten oder Niesen stets ein Taschentuch verwenden oder die Ellenbeuge nutzen. Ein weiterer Ansteckungsort sind zum Beispiel auch Flächen, denn auch über den Kontakt mit Oberflächen, auf denen sich Virusteilchen befinden können, ist eine Ansteckung denkbar. Um sich vor einer Ansteckung durch diese Schmierinfektion zu schützen, sollte man zum Beispiel auf Händeschütteln verzichten und sich oft gründlich die Hände mit Seife waschen. Zudem ist es wichtig, sich nicht ins Gesicht zu fassen, da Mund, Nase und Augen "Eintrittspforten" für das Virus sein könnten. Außerdem kann das Tragen einer Mund-Nasen-Bedeckung, eine sogenannte FFP"- Maske, in öffentlichen Räumen dazu beitragen, dass sich das neuartige Coronavirus langsamer ausbreitet.

Bei einer Coronavirusinfektion können folgende Symptome auftreten:
Fieber, Husten, Schnupfen, Geruchs- und Geschmacksstörungen.
Außerdem kann es auch zu einer Erschöpfung und Kurzatmigkeit, zu Kopf- und Gliederschmerzen, Appetitlosigkeit, Halsschmerzen, Durchfall, Erbrechen und Hautausschlag kommen.
Das Virus hat eine Inkubationszeit von durchschnittlich fünf bis sechs Tagen. Manchmal kann die Zeit bis zum Ausbruch der Coviderkrankung auch bis zu 14 Tage dauern.
Der Erreger kann die unteren Atemwege befallen und bei einem Teil der Infizierten Lungenentzündungen verursachen. Ein sogenanntes Akute Atemnot-Syndrom (englisch: Acute Respiratory Distress Syndrome, ARDS) kann die Folge sein. Das Virus wirkt sich unter Umständen auch auf die Herzgesundheit aus, führt eventuell zu neurologischen Symptomen oder zu Blutgerinnseln.
Schwere Verläufe sind auch schon bei jüngeren Menschen vorgekommen. Aber auch Menschen, die keine bekannte Vorerkrankungen hatten, sind schon schwer erkrankt.
Wie bei anderen Krankheiten auch, gibt es auch beim Coronavirus bestimmte Risikofaktoren, die einen schweren Verlauf begünstigen. Dazu zählen unter anderem höheres Alter, Rauchen, Fettleibigkeit, männliches Geschlecht, Herz-Kreislauf-Krankheiten, chronische Lungenerkrankungen wie COPD, Diabetes mellitus, geschwächtes Immunsystem und Krebserkrankungen. Kinder scheinen seltener

als Erwachsene Krankheitszeichen zu zeigen oder gar einen schweren Verlauf zu entwickeln.

Seit Ende Dezember 2020 wird in Deutschland gegen Covid-19 geimpft. Derzeit sind mRNA-Impfstoffe und Vektor-basierte Impfstoffe zugelassen. Die Ständige Impfkommission (STIKO) hat Empfehlungen erarbeitet, wer wann geimpft werden sollte. Da die Impfstoffe im Moment nur begrenzt verfügbar sind, haben bestimmte Gruppen Priorität, zum Beispiel Menschen mit einem hohen Risiko für einen schweren oder tödlichen Verlauf der Infektion.

Bei Verdacht auf eine SARS-CoV-2 Ansteckung kann man sich in Testzentren kostenlos testen lassen. Für die Tests stehen PCR-Tests und Antigentests zur Verfügung.

Wer an dem Coronavirus mild erkrankt, sollte sich wie bei einer Erkältung verhalten: Ruhe und viel Schlaf tun gut.

Bei leicht bis mittelschwer erkrankten Menschen flauen die Symptome laut RKI nach gut zwei Wochen ab. Bei schweren bis sehr schweren Infektionen kann es Wochen bis Monate dauern, bis sich die Betroffenen davon erholen.

(Quelle: Apotheken-Rundschau)

11. Lösung   Ernährung im Alter

Ältere, aber auch unterernährte pflegebedürftige Menschen benötigen in der Regel unterstützende Maßnahmen zu ihrer Ernährung, um fettfreie Körpermasse aufzubauen. Die orale Nahrungsaufnahme ist für Menschen mit Essstörungen schwierig. Daher wird für manche hochbetagte Patienten eine Ernährungsunterstützung benötigt.
Zu den bekannten Maßnahmen, die die Nahrungsaufnahme manchmal verbessern können, gehören zum Beispiel:

- Ermunterung der Patienten zum Essen
- Erwärmen oder Würzen von Lebensmitteln
- Bereitstellung bevorzugter oder stark gewürzter Speisen
- Anregung zum Verzehr kleiner Portionen
- Planung von Mahlzeiten
- Hilfe bei der Nahrungsaufnahme

Die Nahrungsunterstützung kann oral, über eine Magensonde oder parenteral erfolgen. Es ist wichtig, dass die Pflegekräfte vor der Nahrungsunterstützung den individuellen Nährstoffbedarf des Patienten ermittelten.

Der notwendige Gesamtenergieverbrauch ergibt sich auf der Basis des Körpergewichts, den körperlichen Aktivitäten und den jeweiligen Stoffwechselbelastungen der zu pflegenden Personen.

Der Gesamtenergieverbrauch entspricht der Summe aus

a)   dem Grundumsatz, der in der Regel etwa 70% des Gesamtenergieverbrauchs beträgt,

b)   der vom Nahrungsstoffwechsel beanspruchten Energie (10% des Gesamtenergieverbrauchs)

c)   der bei körperlicher Aktivität umgesetzten Energie (20% des Gesamtenergieverbrauchs)

Hochbetagte Patienten haben aufgrund ihrer geringeren Muskelmasse und eines höheren Fettanteils im Körper einen anderen Stoffwechsel wie junge Menschen. Entsprechend niedriger ist der tägliche Energieumsatz im hohen Alter.

Zusätzlich zu der ohnehin nachlassenden Verdauungstätigkeit im Alter kann eine regelmäßige Medikamenteneinnahme die Magen-Darm-Tätigkeit beeinträchtigen. Sollten ältere Menschen im Zusammenhang mit der Einnahme eines neuen Medikaments Veränderungen bei Appetit, Durstempfinden, Verdauung oder Gewichtsverlust beobachten, sollte das dem behandelnden Arzt zeitnah berichtet werden.

Einige chronische oder akute Krankheiten erfordern eine spezielle Ernährung, um Symptome zu lindern oder eine Verschlimmerung der Krankheit zu vermeiden.

Krankheiten, die mit Ernährungsproblemen einhergehen können, sind beispielsweise Demenz, Diabetes mellitus,   Parkinson-Syndrom, Depressionen oder Altersdepressionen, rheumatische oder entzündliche Erkrankungen usw.

Neben den Ernährungsproblemen kann auch der Flüssigkeitshaushalt im Alter beeinträchtigt sein. Empfehlenswert sind mindestens 1,50 l Wasser pro Tag zu trinken. Bei Senioren ist oft das Durstempfinden gestört. Daher verspüren alte Menschen erst spät oder gar keinen Durst mehr. Abhilfe schaffen feste Trinkpläne sowie Erinnerungshilfen zum Trinken.

Wenn die pflegebedürftigen Menschen zu wenig Flüssigkeit aufnehmen oder zu viel davon verlieren, zum Beispiel bei Durchfall oder starkem Schwitzen, kommt es zu einer Dehydration.

Typische Warnzeichen einer Dehydrierung sind beispielsweise
- Mundtrockenheit: Trockene Schleimhäute, kein Speichel unter der Zunge
- Konzentrierter Urin
- Verminderte Schweißbildung: Pudertrockene Achselhöhlen
- Schwindel beim Aufstehen
- Müdigkeit und Konzentrationsschwächen

In der Regel ist bei einer Dehydrierung meist auch der Salzhaushalt (Elektrolythaushalt) gestört.

12. Lösung   Kau- und Schluckstörungen im Alter

Viele ältere oder hochbetagte Menschen leiden im Alter an Kaustörungen oder Schluckbeschwerden. Kau- und Schluckstörungen werden häufig als eine Erkrankung wahrgenommen. Tatsächlich handelt es sich aber um zwei unterschiedliche Beeinträchtigungen.

Kaustörungen

Kaustörungen liegen die Ursachen und Symptome im Bereich der Zähne oder des Mundraumes. Bei älteren Menschen liegen die Ursachen für Kaubeschwerden und spätere Kaustörungen beispielsweise
- bei schlecht sitzenden Prothesen und Druckstellen im Mund
- Krankheiten des Mundraumes (z.B. Karies, Aphten, Entzündungen am Zahnfleisch (Gingivitis), am Zahnhalteapparat (Parodontitis), Zahnfleischschwund (Parodontose)
- Pilzbefall im Mund (Mundsoor) und
- verminderte Speichelbildung im Alter (Mundtrockenheit).
- Ebenso können Kaustörungen durch das Absinken des Kiefergelenks oder durch eingeschränkte Kraft und Ausdauer der Kaumuskulatur sowie infolge von Lähmungen etwa nach einem Schlaganfall entstehen.

Stellen zum Beispiel Pflegekräfte fest, dass eine bleibende Kaustörung vorliegt, muss die Nahrungskonsistenz an das individuelle Kauvermögen angepasst werden. Je nach Ausmaß der Beschwerden werden beispielsweise harte Lebensmittel weggelassen. Man kann aber auch

Lebensmittel zerkleinern (z.B. klein schneiden, raspeln). Reichen diese Maßnahmen nicht aus, müssen die Speisen püriert angeboten werden. Eine gezielte Anpassung der Konsistenz der Speisen steigert die Freude am Essen und beugt Appetitlosigkeit und Mangelernährung vor.

Schluckstörungen (Dysphagien)
Der Fachbegriff für eine Schluckstörung heißt Dysphagie. Dysphagien können in jedem Alter auftreten, wobei ältere Menschen besonders häufig betroffen sind. Ab einem Lebensalter von 55 Jahren liegt die Häufigkeit von Dysphagien bei etwa 16 bis 22 %. Das heißt etwa jeder fünfte in dieser Altersgruppe leidet an einer Schluckstörung. Schluckstörungen erschweren die Nahrungsaufnahme und schränken die Lebensqualität deutlich ein.
Essen und Trinken wird zur „Schwerstarbeit", da sich die Betroffenen stark auf den Akt des Schluckens konzentrieren müssen, um sich nicht zu verschlucken. So wird den Betroffenen durch die Angst vor den Mahlzeiten und die Scham, „nicht richtig" essen zu können, häufig der Appetit verdorben.
Die Folgen von Schluckstörungen können gravierend sein:
* Es kann zu einer stark beeinträchtigten Lebensqualität kommen, da der Genuss beim Essen und Trinken verloren geht.
* Aus Angst vor dem Verschlucken bzw. Ersticken wird Essen und Trinken häufig abgelehnt, was zu Gewichtsabnahme und Mangelernährung führen kann.
* Durch Flüssigkeitsmangel kommt es zur Dehydratation (Austrocknung).
* Fehlen beim Essen und Trinken Schutzreflexe, wie Schlucken, Husten oder Würgen, können durch das Eindringen von Speichel, Flüssigkeit oder Nahrung in die Luftröhre Aspirationspneumonien (Lungenentzündungen) entstehen.
Die häufigste Ursache für die Entstehung einer Schluckstörung sind neurologische Krankheiten. Beispiele hierfür sind:
* Schlaganfall (ca. 50 % in der Akutphase, 25 % in der chronischen Phase)
* Morbus Parkinson (ca. 50%)
* Multiple Sklerose (ca. 40%)
* Amyotrophe Lateralsklerose (Degeneration der motorischen Neuronen)
* schweres Schädel-Hirn-Trauma (über 50% in der Akutphase)

Auch im Verlauf einer Demenz, an der rund 30 % der 90-Jährigen leiden, kommt es häufig zur Entstehung von Schluckstörungen. Daneben können Tumorerkrankungen oder Entzündungen im Bereich von Mund, Rachen und Speiseröhre Schluckstörungen nach sich ziehen. Bewusstseinsstörungen, Verhaltensstörungen, eine eingeschränkte Wahrnehmung (beim Sehen, Riechen oder Anfassen der Speisen), ein schlechter Zahnstatus oder Appetitlosigkeit und Medikamente können die Probleme verstärken.

(Quelle: „Fit im Alter – Gesund essen, besser leben")

13. Lösung   Die Messung der Vitalwerte

Es gibt viele Messungen, die man an einem Menschen vornehmen kann. Die gewonnenen Messwerte sind für Gesunde und Patienten, egal in welchem Alter, von Bedeutung und werden von einem Arzt/einer Ärztin in einer Patientenkartei dokumentiert. Durch Blutanalysen und Urinuntersuchungen erhält man die Laborwerte.
Wichtige Laborwerte sind zum Beispiel das Blutbild, die Elektrolyte, die Leberwerte, die Nierenwerte, das Cholesterin mit LDL und HDL, die Glukose oder als Entzündungsparameter das C-reaktive Protein (CRP) und viele andere.
Neben den Laborwerten sind im pflegerischen Alltag auch die sogenannten Vitalwerte wichtig. Hierbei stellen die Pflegefachkräfte Blutdruck, Puls und Temperatur fest. Denn schon kleinste Veränderungen in diesen Vitalparametern können auf eine erhebliche Verschlechterung des Gesundheitszustands hinweisen, die drastische Folgen nach sich ziehen können.
Herzinsuffizienz, koronare Herzkrankheit, Rhythmusstörungen, Pneumonie, Hypertonie und COPD treten sehr oft bei pflegebedürftigen Menschen im fortgeschrittenen Alter auf.
Die regelmäßige Kontrolle von Blutdruck, Puls, Temperatur und Atmung, aber auch auch die Kontrolle der Wachheit, des Blutzuckers, der Pupillenreaktion, des Zustands der Haut und der Flüssigkeitsbilanz gehören zu den Kernaufgaben jeder Pflegefachkraft.
Die wichtigsten Vitalwerte kann jeder bei sich selbst oder bei anderen messen. Man braucht dazu nur eine Uhr, ein Blutdruckmessgerät und ein Thermometer. Zum Aufzeichnen genügen ein Stift und ein Blatt Papier.

1. Die Pulsfrequenz

Beim „Pulsen" wird festgestellt, wie viel Pulsschläge pro Minute die betreffende Person hat. Mit der Pulsfrequenz hat man auch eine Aussage zu der Herzfrequenz.

Die Anzahl der Herzschläge pro Minute sind von Mensch zu Mensch sehr unterschiedlich. Bei Jugendlichen liegt der Ruhepuls bei etwa 85 Schläge pro Minute, bei Erwachsenen zwischen 60 und 80 Schläge pro Minute, bei kleinen Kindern um die 100 Schläge pro Minute. Bei Neugeborenen kann der Puls sogar bis zu 140 Schläge pro Minute hochgehen.

Zur Pulsmessung wird der Puls am Handgelenk oder am Hals ertastet. Dazu zählt man 15 Sekunden lang die Schläge und multipliziert diese Pulszahl mit 4. Das Ergebnis ist dann die Pulsfrequenz (= Anzahl der Herzschläge pro Minute).

Ein schneller Herzschlag mit starkem Herzklopfen bis in den Hals hinauf mit mehr als 100 Schlägen pro Minute wird als Herzrasen bzw. Tachykardie bezeichnet. Das Gegenstück zu Tachykardie ist die Bradykardie. Bei der Bradykardie handelt es sich um einen verlangsamten Herzschlag mit weniger als 60 Schläge pro Minute in Ruhe.

2. Der Blutdruck

Über den Blutfluss in den Blutgefäßen wird der Körper mit Sauerstoff und Nährstoffen versorgt. Damit das Blut in den Gefäßen fließen kann, muss das Herz mit jedem Herzschlag Blut in die Arterien in die Arterien pumpen. Bei jedem Pumpvorgang entsteht daher ein Druck auf die Gefäßwände. Der auf die Gefäße ausgeübte Druck, also die Kraft mit der das Blut gegen die Wände der Arterien drückt, wird als Blutdruck bezeichnet. Der auf die Gefäße ausgeübte Druck lässt sich messen und gibt Rückschlüsse auf Gesundheit und diverse Krankheiten.

Wie bei der Pulsfrequenz hängt auch der Blutdruck von verschiedenen Faktoren ab. Je nach Alter und Gesundheitszustand kann der Wert für den optimalen Blutdruck variieren.

Zur Blutdruckmessung benötigt man ein Blutdruckmessgerät (Sphygmomanometer). Das besteht aus einer Manschette mit Gummiball, über den Luft in die Manschette gepumpt wird, dem Druckmesser (Manometer) und einem Stethoskop, das die Strömungsgeräusche des Blutes hörbar macht. Der Blutdruck wird in der Einheit mmHg (Millimeter Quecksilbersäule) gemessen. Das

Ergebnis einer Messung besteht immer aus zwei Werten und sieht z.B. so aus: 124/83 mmHg. Der erste Wert ist der systolische Blutdruck. Dieser Wert wird ermittelt, während sich der Herzmuskel zusammenzieht und das Blut in die Gefäße pumpt. Dieser Wert ist immer höher als der zweite Wert, weil der Druck in den Gefäßen höher ist, wenn das Blut durch den Pumpvorgang des Herzens vorwärtsgetrieben wird.
Der zweite Messwert heißt diastolischer Wert. Er wird gemessen, wenn der Herzmuskel wieder erschlafft und sich die Herzkammern erneut mit Blut füllen. In diesem Moment ist das Herz entspannt und der Druck auf die Gefäße ist geringer. Somit sind der Druck und der zweite Wert der Messung geringer.
Ein Messergebnis von 124/83 mmHg bedeutet also, der Patient hat einen systolischen Blutdruck von 124 mmHg und einen diastolischen Blutdruck von 83 mmHg. Der "normale" Blutdruck liegt bei 120 zu 80 oder 130 zu 90. Ein zu niedriger Blutdruck, das heißt, wenn der erste Wert unter 100 fällt, ist nicht gefährlich aber macht sich oft durch Schlappheit und Schwindelgefühle bemerkbar. Ein zu hoher Blutdruck ist dagegen extrem gefährlich! Bei einem Wert über 150 sollte dringend ein Arzt aufgesucht werden und eine medikamentöse Behandlung in die Wege geleitet werden. Um die Blutdruckwerte eines Patienten korrekt messen zu können, müssen diese immer unter den gleichen Bedingungen gemessen werden. Auch sollte man die Messung mindestens 2x oder 3 x wiederholen und dann den Mittelwert nehmen. Bei der Messung sollte der Patient liegen oder sitzen, sich in Ruhe befinden und entspannt sein. Es wird immer die gleiche Stelle für die Messung verwendet (z.B. der gleiche Arm). Die Geräusche, die beim langsamen Ablassen des Drucks in der Manschette mittels Stethoskops zu hören sind, nennt man Korotkow-Geräusche. Zum Abhören der Korotkow-Geräusche muss es in der Umgebung ruhig sein. Körperliche Belastungen sowie Angst, Aufregung und Nervosität des Patienten können die Messwerte verfälschen.

3. Die Körpertemperaturmessung

Aus dem Physikunterricht wissen wir, dass die Temperatur ein objektives Maß dafür ist, wie warm oder kalt ein Gegenstand ist. Die Einheit der Temperatur ist „°C", sprich: Grad Celsius.
Die Körpertemperatur ist die Temperatur eines menschlichen Körpers. Die Körpertemperatur hängt von verschiedenen Faktoren ab und ist daher nie völlig konstant. So schwankt die Körpertemperatur im Laufe

eines Tages: Morgens werden im Durchschnitt im Mund (oral) 36,2°C gemessen, Unter der Achsel (axillär) sind es 36,0°C und im Enddarm (rektal) 36,5°C. Im Laufe eines Tages steigt die Temperatur um bis zu 1°C auf etwa 37,5°C oral an. (37,2°C axillär, 37,8°C rektal).
Körperliche Aktivität kann den Körper um etwa 2°C erwärmen. Auch ein opulentes Mahl kann den Körper „aufheizen".
Übergewichtige Menschen haben ebenfalls eine höhere Körpertemperatur.
Ein Wert zwischen 37,5 und 38 Grad Celsius wird als erhöhte Temperatur bezeichnet. Wenn die Temperatur über 38 Grad Celsius steigt, spricht man von Fieber.
Bei Frauen steigt die Körpertemperatur in der 2. Hälfte des Zyklus, also nach dem Eisprung bis zur nächsten Regelblutung, um etwa 0,5°C. Normalerweise steigt die Körpertemperatur jedoch nicht über 37,8°C.
Ältere Menschen haben manchmal eine etwas geringere Körpertemperatur als jüngere Menschen. Bei älteren Menschen verläuft eine Infektion sehr häufig ohne Anzeichen von Fieber. Sie haben weniger oder kaum spezifische Beschwerden, die auf eine konkrete Infektion hinweisen, dafür aber häufig unspezifische Allgemeinsymptome wie Appetitlosigkeit, verstärkte Müdigkeit oder Unruhe sowie Abgeschlagenheit. In sehr vielen Fällen sind die Betroffenen geistig verwirrt. Diese untypischen Krankheitszeichen sind besonders gefährlich, denn Infektionen können leicht übersehen werden, wenn sie kein „richtiges" Fieber hervorrufen.
Das Fieber bzw. die Körpertemperatur kann an verschiedenen Stellen des Körpers gemessen werden. Folgende Körperstellen sind möglich:

- Messung im After (rektal)
- Messung im Mund (sublingual)
- Messung unter der Achsel (axillär)
- Messung im Ohr (aurikulär)
- Messung an der Stirn oder Schläfe

Bei einer rektalen Temperaturmessung im Darmausgang erhält man den genauesten Wert für die Körperkerntemperatur.
Zur Messung wird entweder ein Glasthermometer oder ein digitales Thermometer verwendet.
Während der Messung liegt die untersuchende Person auf dem Rücken oder in Seitenlage mit abgewinkelten Beinen. Das Thermometer soll

etwa 1–2 cm eingeführt werden. Um Verletzungen zu vermeiden, kann die Spitze des Thermometers leicht mit Vaseline eingefettet werden. Bei der oralen Temperaturmessung wird das Glas- oder Digitalthermometer unter die Zunge gelegt. Während der Messung sollte durch die Nase geatmet werden, die Lippen müssen dabei fest geschlossen sein. Die Messergebnisse liegen etwa 0,5 Grad unter den im After gemessenen Werten, weshalb 0,5 Grad zum angezeigten Ergebnis hinzuaddiert werden müssen, um auf die tatsächliche Temperatur zu kommen.

Eine Messung unter der Achsel (Axilläre Temperaturmessung) ist in der Regel etwas ungenauer als jene im After oder im Mund.

Für eine hohe Messgenauigkeit sollte das Thermometer gut in die Achselhöhle hineingelegt werden und der Oberarm dabei eng am Körper anliegen. Ein direkter Kontakt der Haut mit der Thermometerspitze ist wichtig für eine korrekte Messung.

Eine sehr einfache Messmethode ist die Stirn- oder Schläfentemperaturmessung. Dabei wird das Thermometer an die Stirn oder Schläfe aufgelegt. Diese Messmethode ist sehr angenehm, da innerhalb weniger Sekunden mittels Infrarotsensor die Temperatur gemessen wird.

14. Lösung   Medikamente

Stoffe und Zubereitungen aus Stoffen, die dazu bestimmt sind, durch Anwendung am oder im menschlichen oder tierischen Körper: Krankheiten, Leiden, Körperschäden oder krankhafte Beschwerden zu heilen, zu lindern, zu verhüten oder zu erkennen heißen nach dem Arzneimittelgesetz Arzneimittel.

Laut der Weltgesundheitsorganisation (WHO) ist ein Arzneimittel nützlich, wenn seine Heilwirkung für den Patienten das Risiko unerwünschter Nebenwirkungen übertrifft.

Der vernünftige Umgang mit Arzneimitteln ist gewährleistet, wenn man folgende Merksätze beherzigt:

- Nicht bei jeder kleinen Unpässlichkeit gleich ein Medikament einnehmen; leichte Beschwerden verschwinden oft auch ohne Arzneimittel.
- Mit Arzneimitteln sorgfältig umgehen: Nützliches kann auch gefährlich sein. Die Anweisungen des Arztes und die Hinweise auf dem Beipackzettel genau beachten.

- Besondere Vorsicht ist geboten beim Fahrzeuglenken, beim Konsum alkoholischer Getränke, in Schwangerschaft und Stillzeit, ferner bei Vorliegen von Zuckerkrankheit (Diabetes mellitus) oder Allergien.
- Arzneimittel müssen immer genau nach Vorschrift eingenommen werden. Arzneimittel können auch zum Gift werden, wenn man zu viel nimmt. Die aufgenommene Dosis entscheidet letztendlich über die Nützlichkeit oder Schädlichkeit der ausgelösten Arzneimittelwirkung.
- Die ärztliche Anordnung ist streng einzuhalten; ein Zuwenig kann ebenso üble Folgen haben wie ein Zuviel.
- Wer bestimmte Medikamente längere Zeit ohne ärztliche Verordnung einnimmt, kann von ihnen abhängig oder süchtig werden.
- Nicht jeder Patient spricht auf ein Medikament in gleicher Weise an. Arzneimittel gehören nicht in Kinderhand, sondern unter Verschluss. Besonders gefährdet sind Kleinkinder zwischen ein und fünf Jahren.
- Auch Arzneimittel sind nicht unbegrenzt haltbar. Unbedingt Verfallsdatum und Anweisung über die Lagerung beachten.

Die Aufbereitung des Arzneimittels entscheidet, wie schnell das Arzneimittel an seinen Wirkungsort kommt. Ferner hängt es von der Aufbereitung des Arzneimittels ab, wie lange und wie intensiv es wirkt und auch wie lange das Arzneimittel stabil bleibt, wenn es noch nicht eingenommen wird. Die Verabreichung eines Medikaments nennt man Applikation. Die verschiedenen Arzneimittel können auf verschiedene Art und Weise appliziert werden.
Wichtige Applikationsformen sind zum Beispiel Tabletten, Kapseln, Suspensionen, Lösungen, Injektionen, Zäpfchen , Gele, Cremes, Pasten, Sprays, Tropfen, Säfte und Aerosole mittels Inhalation.

Tabletten
Werden im Allgemeinen mit oder ohne Flüssigkeit geschluckt und lösen sich im Magen auf. Dort wird der Wirkstoff freigesetzt und vom Körper aufgenommen.

Kapseln
Kapseln sind Hüllen, in denen Pulver oder Mikrokügelchen enthalten sind. Die Kapsel löst sich im Magen langsam auf und gibt dann ihren Inhalt mit dem Wirkstoff frei.

Suspensionen
Manche Arzneistoffe lassen sich nicht in Wasser lösen. Sie müssen suspendiert werden. Suspensionen sind häufig auch dort anzutreffen, wo ein Wirkstoff durch die Hautoberfläche hindurchtransportiert werden

muss, z.B. bei Augentropfen, die *im* Auge wirken sollen. Suspensionen müssen vor der Anwendung geschüttelt werden, damit sich der Wirkstoff gleichmäßig verteilt.

Lösungen

Lösungen sind wässrige Zubereitungen mit Wirkstoffen, die sich in Wasser lösen lassen. Sie sind immer gleichverteilt und müssen daher nicht geschüttelt werden.

Injektionen

Injektionen sind Spritzen. Mit einer Injektion wird ein Wirkstoff i.m. (Intramuskulär) in den Muskel oder i.v. (intravenös) ins Blut gespritzt. Er wird dadurch ohne Umwege direkt an den Wirkort gebracht, und kann dadurch auch sehr viel schneller wirken.

Zäpfchen

Zäpfchen werden in den Enddarm eingeschoben. Sie lösen sich im Darm auf und geben den Wirkstoff über die Darmschleimhaut an den Körper weiter.

15. Lösung   Die Sturzprophylaxe

Das Risiko zu stürzen, hängt unter anderem auch vom Lebensalter ab. Je älter ein Mensch ist, desto größer ist die Wahrscheinlichkeit eines Sturzes. Der Sturz eines älteren Menschen kann schwerwiegendere Folgen haben als der Sturz eines Jugendlichen.

Der Sturz eines hochbetagten Menschen kann das Leben im Alter vollständig verändern. Als Folge eines Sturzes kann der ältere Mensch pflegebedürftig werden. Manchmal kommen noch Bettlägerigkeit, Immobilität, Verwirrtheit, Verschlimmerung der Demenz, Verlust des Zuhauses und im schlimmsten Fall die Einweisung in ein Pflegeheim dazu. Dadurch verlieren viele alte Menschen ihren Lebenssinn und werden traurig, altersdepressiv oder mut- und hoffnungslos.

Häufige Ursachen eines Sturzes sind neben der altersbedingten Gangunsicherheit beispielsweise die nachlassende Muskelkraft in den Beinen, Medikamente, Koordinationsstörungen, Morbus Parkinson, Herzschwäche, Osteoporose oder Arthrose.

Eine professionell arbeitende Pflegefachkraft achtet daher auf mögliche Risikofaktoren und schließt sie entsprechend aus.

Typische Risikofaktoren, die einen Sturz begünstigen oder herbeiführen können, sind zum Beispiel:

- ein schlechte Beleuchtung und Dunkelheit,
- Stolperfallen wie Treppenstufen, Teppiche, Kanten, Kabel,usw.
- ein rutschiger Fußboden,
- offene oder lockersitzende Schuhe/offene Schnürbänder,
- falsche Brillen oder Gehhilfen,
- eine zu hohe Bettkante/Toilette,
- fehlende Handlaufleisten und fehlende Griffe (Dusche, Wanne, Toilette, Treppe).

Die Sturzhäufigkeit ist in stationären Einrichtungen (Krankenhäusern, Alten- und Altenpflegeheimen) relativ hoch. Betroffen sind vorwiegend ältere Patienten (über 65 Jahre). In dieser Altersgruppe stürzen statistisch gesehen über 50 % der Patienten bzw. Heimbewohner einmal pro Jahr. Mehr als 120 000 ältere Menschen erleiden jährlich in Deutschland als Folge eines Sturzes einen Oberschenkelhalsbruch! Nach dem Bruch/der OP sind über 50% anschließend mobilitäts-eingeschränkt und 20% dauerhaft pflegebedürftig oder sogar in einem Alten- und Pflegeheim untergebracht! Ein Drittel stirbt innerhalb eines Jahres in Folge der Hüftfraktur.

Zu einer guten Sturzprophylaxe gehören daher folgende Punkte:

1. Die Sturzgefährdung wird frühzeitig erkannt.

2. Der Patient weiß über seine Gefährdung und die Ursachen Bescheid.

3. Der Patient kennt Vermeidungsstrategien und arbeitet im Rahmen seiner Möglichkeiten mit.

4. Umgebungsbedingte Sturzursachen werden erkannt und ausgeschaltet.

5. Sturzentschärfende Hilfsmittel und Maßnahmen werden eingesetzt.

Da eine Einschränkung der Bewegungsfreiheit des Patienten / Bewohners kein geeignetes Mittel zur Sturzprophylaxe ist und eine ständige Bettlägerigkeit die Immobilität des Patienten fördert, ist es ein vorrangiges Pflegeziel in enger Absprache mit dem Arzt und der Physiotherapeutin ein entsprechendes Mobilisierungsprogramm mit dem Patienten /Bewohner durchzuführen.

Zu solch einem Programm können zum Beispiel gehören:

1. Förderung von Körperwahrnehmung und Gleichgewicht durch basale Stimulation:

2. somatische Anregung mit bewusstem Körperkontakt,   z. B. bei Pflegemaßnahmen durch Massagen und Streichungen,

3. vestibuläre Anregung durch Lageveränderungen und Gleichgewichtsübungen.

4. passive oder aktive Bewegungsübungen, z. B. auch im Bett,

5. Gymnastik auf der Bettkante oder auf einem Stuhl,

6. Gehtraining, von wenigen Schritten um das Bett bis hin zu Spaziergängen rund um das Krankenhaus oder das Pflegeheim.

Das wichtigste Hilfsmittel für das sichere Gehen ist ein gutes Schuhwerk. Die Schuhe müssen eine gute Passform und einen festen Sitz haben. Weitere Voraussetzungen für gute Schuhe sind ein kleiner Absatz oder eine Keilsohle und eine rutschsichere Sohle.
Bei Patienten, die über den Gang schlurfen, kann eine gleitfähige Schuhsohle sinnvoll sein. Für Patienten, die nachts aufstehen, wäre während der Nacht das Tragen von Socken mit einer Anti- Rutsch-Sohle vorteilhaft.
Bei vielen Patienten/Bewohnern haben sich auch Gehhilfen bewährt, die dem Patienten eine gewisse Sicherheit, ein besseres Gleichgewichtsgefühl durch eine vergrößerte Standfläche und eine Entlastung, z. B. bei Erkrankungen des Bewegungsapparates vermitteln.
Natürlich muss das Pflegefachpersonal auch darauf achten, dass die Gehhilfe den individuellen Bedürfnissen des Patienten gerecht wird.
Mit der Auswahl steht und fällt der Erfolg des Einsatzes einer Gehhilfe.
Arzt, Physiotherapeut und das Pflegepersonal treffen in der Regel die Auswahl der passenden Gehhilfe gemeinsam mit dem Patienten. Nicht ordnungsgemäß angepasste, falsch eingesetzte oder beschädigte Gehhilfen erhöhen die Sturzgefahr!
Es gibt verschiedene Arten von Gehhilfen, wie zum Beispiel den Gehstock, die Gehstützen, den Gehbock und den Rollator.
Für eine gute Sturzprophylaxe ist es wichtig, dass sich der sturzgefährdete Patient in jeder Situation aufstützen und festhalten kann. Im Notfall greift der Patient nach allem, was in seiner

Nähe ist. Bett, Nachttisch, Sessel und Tisch müssen deshalb fest angebracht sein und dürfen nicht wegrollen.

Zu einer Sturzprophylaxe gehört auch die Planung und Überwachung der Medikamentendosierung. Sobald ältere Menschen Medikamente einnehmen, die ihre Reaktionsfähigkeit oder ihre Mobilität einschränken (z. B. Sedativa, Hypnotika, Psychopharmaka, Antihypertonika), müssen sie gezielt auf eine mögliche Sturzgefährdung hin beobachtet werden.

Das Pflegepersonal sollte beispielsweise auf folgende Auffälligkeiten besonders achten:

- erhöhte Schläfrigkeit,
- verwaschene Sprache,
- Inaktivität,
- Verwirrtheit und Desorientiertheit,
- Unruhe, ungezielte Aktionen.

Kommt beispielsweise die Elektrolytkonzentration aus dem Gleichgewicht, kann das schnell zu einer Muskelschwäche führen. Eine Muskelschwäche der Skelettmuskulatur wiederum führt zur Gangunsicherheit und Sturzneigung. Bei Verdacht auf eine Medikamenten-Überdosierung müssen die Beobachtungen dem Arzt mitgeteilt werden.

16. Lösung   Ursache & Prophylaxe von Thrombosen

Pro Tag fließen etwa 10 000 Liter Blut durch den menschlichen Körper. Normalerweise strömt es ungehindert durch Arterien und Venen und durchblutet unseren Körper. Aber manchmal kommt es zu einem unverhofften Stau: Ein Blutgerinnsel bildet sich und verstopft ein Blutgefäß. Dann liegt eine Thrombose vor.

Als Thrombose bezeichnen Mediziner einen Blutpfropf (Thrombus) in einem Blutgefäß, bei dem es zu einem vollständigen oder teilweisen Verschluss eines Blutgefäßes kommt.

Ab einer bestimmten Größe des Thrombus, macht sich die Blutstauung nachhaltig bemerkbar. Typische Symptome einer Thrombose sind:

b) Ziehende oder krampfartige Schmerzen, z. B. im Bein (ähnlich wie bei einem Muskelkater) – auch in Ruhe –, die sich bei Druck auf die betroffene Stelle verstärken.

c) Hautveränderungen, beispielsweise glänzende Haut, bläulich-rötliches Aussehen, hervortretende Adern;

d) Schwellungen, z. B. am Knöchel oder am Unterschenkel bei einer Beinvenenthrombose-

Ursache einer Thrombose ist die Eigenschaft des Blutes, gerinnen zu können.

Ein Thrombus (Blutpropf) kann sich in jedem Blutgefäß bilden. Es sind die Blutplättchen, die Thrombozyten, die sich dabei an der Gefäßwand festsetzen und miteinander verklumpen, bis sie ein Blutgerinnsel und damit ein echtes Hindernis für den Blutstrom bilden.

Je nach Ort und Lage der Thrombose unterscheidet man beispielsweise

1. Tiefe Bein-/Beckenvenenthrombose (TVT). Hier steckt das Gerinnsel tief in den Venen (= Phlebothrombose

2. Oberflächliche Bein-/Beckenvenenthrombose (OVT). Die OVT kommt oft bei Krampfadern und Venenentzündung (= Thrombophlebitis) vor.

3. Analthrombose bzw. Perianalthrombose. Diese Thrombose führt zu einer Verstopfung durch ein Venenblutgerinnsel am oder im After.

4. Sinusvenenthrombose. Das Blutgerinnsel verstopft die großen venösen Zusammenflüssen des Gehirns.

5. Thrombose im Bauch: Blutgerinnsel in der Aorta oder der Pfortader.

Was können die Ursachen für eine Thrombose sein?
In der Hauptsache gibt es drei Ursachen, die zu einer thrombose führen können:

1. Durch Ablagerungen und Schäden an den Gefäßwänden fließt das blut langsamer; es bildet sich ein Blutpropf.

2. Das Blut fließt langsamer, weil die Venen erweitert sind (Krampfadern) oder weil die Unterstützung durch die Muskulatur (Muskelpumpe) nicht ausreicht, z. B. nach Operationen, bei

Lähmungen, langer Unbeweglichkeit oder Flüssigkeitsmangel – das Blut wird „dicker".

3. Durch genetisch bedingte Gerinnungsstörungen, Autoimmun- oder Krebserkrankungen kommt es zu einer schnelleren Blutgerinnung.

Das Risiko einer Thrombose steigt mit zunehmendem Alter. Einerseits kommt es in den Arterien zu Ablagerungen in den Blutgefäßenund es bilden sich Prpge, anderseits bewegen sich ältere Menschen weniger und die Musklulatur wird abgebaut. Außerdem führt langes Liegen oder Sitzen zu Abschnürungen der Gefäße und kann so den Blutstrom behindern.
Bekanntlich wird im Alter auch das Bindegewebe schwächer. Da es aber eine wichtige Stützfunktion für die Blutgefäße hat, lässt damit auch der äußere Druck auf die Venen nach. Es können sich Krampfadern bilden und die Blutflussgeschwindigkeit sinkt.
Thrombosen sind immer gefährlich und daher behandlungsbedürftig. Wenn bei einer Thrombose Teile des Gerinnsels abbrechen und mit der Blutbahn weiterbefördert werden, verstopfen sie an anderer Stelle ein anderes Gefäß. Dieser verschleppte Thrombus heißt dann Embolus und löst eine Embolie aus. Somit kann es als Folge einer Thrombose in der Lunge zu einer Lungenembolie, im Herzen zu einem Herzstillstand oder im Gehirn zu einem Schaganfall mit einem tödlichen Ausgang kommen..

Wird bei einem Menschen eine Thrombose diagnostiziert, gibt es folgende Behandlugsmöglichkeiten:

1. Applikation von gerinnungshemmenden Medikamenten, die den Thrombus verkleinern. Beispielsweise löst sich durch die Einnahme von Heparin eine Thromboseeventuell wieder auf.
Thrombose-Medikamente können als Infusion oder Injektion (= Thrombose-Spritze oder auch Spritze gegen Thrombose) verabreicht werden.

2. Eine weitere Form der Thrombose-Therapie ist die Verwendung von Kompressionsstrümpfen. Kompressionsstrümpfe üben Druck auf die Venen aus, sodass das Blut schneller fließen kann.

3. Eine weitere Möglichkeit der Thrombose-Heilung ist die Thrombose-Operation. Mit Hilfe eines Katheters wird dabei der Thrombus direkt in der Blutbahn erfasst und entfernt.

Das Ziel jeder Thrombosebehandlung besteht darin, den Pfropf bzw. das Blutgerinnsel aufzulösen, damit er nicht weiterwandern und evtl. in lebenswichtige Organe (z. B. Herz) gelangen kann.

Welche Maßnahmen gehören zu einer guten Thromboseprophylaxe?

1. Bewegung: Da langes Stehen, Sitzen oder Liegen nicht gerade den Beinvenen gu tut, ist der tägliche Spaziergang für die Blutzirkulation wichtig. Vor allem die Beinvenen sind darauf angewiesen, dass sie durch Bewegung, durch Muskelanspannung und -entspannung (Muskelpumpe) unterstützt werden

2. Kompressionsstrümpfe: Das Anziehen von Kompressionsstrümpfe beispielsweise bei langen Flugreisen ist ebenfalls wichtig, da die Kompressionsstrümpfe durch ihr spezielles, Druck auslösendes Gewebe dafür sorgen, dass sich der Durchmesser der Venen verringert und das Blut umso schneller strömt.

3. Rauchen, Übergewicht und Alkohol schaden den Blutgefäßen. Wenn möglich, sollte man diese Risikofaktoren ausschalten

4. Oft erhalten gefährdete Thrombose-Patienten blutverdünnende Tabletten, die die Gerinnung des Blutes hemmen und über einen längeren Zeitraum (Monate oder Jahre) verordnet werden.

5. Seit wenigen Jahren gibt es auch sogenannte „Direkte orale Antikoagulantien", kurz DOAK bzw. NOAK (Neue oral Antikoagulantien). Dabei handelt es sich um gerinnungshemmende und antithrombotische Wirkstoffe. Der gerinnungshemmende Effekt beruht auf der direkten Hemmung der Blutgerinnungsfaktoren. Sie stellen die Nachfolger der Heparine und Vitamin-K-Antagonisten zur Vorbeugung und Behandlung thromboembolischer Erkrankungen dar.

17. Lösung   Die Intertrigoprophylaxe

Die menschliche Haut ist ein wichtiges Organ, da sie viele wichtige Aufgaben erfüllt. Beispielsweise regelt sie die Temperatur unseres Körpers und schützt uns aber auch vor UV-Strahlen. Jedoch kann es passieren, dass unser Wohlbefinden durch eine Hautentzündung beeinträchtigt wird. Eine Hautentzündung wird in der medizinischen Fachsprache Dermatitis genannt. Dermatitis ist ein weiter Begriff, der zahlreiche Hautbeschwerden umfasst, die alle durch einen roten, juckenden Ausschlag gekennzeichnet sind. Eine Kontaktdermatitis wird als Intertrigo bezeichnet. Die Intertrigo ("Hautwolf") ist eine entzündliche Hauterkrankung, die, wenn gegenüberliegende Hautoberflächen aneinander reiben oder bei starkem Schwitzen entsteht. Diese Haut-an-Haut-Reibung tritt vor allen an Hautfalten auf.

Neben akuten Beschwerden wie Rötung, Jucken, Brennen, feuchter oder nässender Haut sowie Schmerzen kann eine Intertrigo unbehandelt auch zu chronischen Verläufen und Komplikationen wie einer Infektion mit Pilzen oder Bakterien führen, die im Extremfall in tiefere Hautschichten fortschreitet. Die Vorbeugung von Intertrigo ist daher wichtig und lässt sich bereits durch einfache Maßnahmen selbstständig bewerkstelligen. Bestimmte Personengruppen sind besonders gefährdet eine Intertrigo zu bekommen. Zu diesem Personenkreis zählen vor allem übergewichtige Menschen, denn sie haben naturgemäß mehr Hautfalten und leiden häufig auch unter verstärktem Schwitzen, wodurch sich Feuchtigkeit und Wärme in den Hautfalten sammeln kann. Weiter sind Diabetiker gefährdet, da bei ihnen die Barrierefunktion der Haut geschwächt ist. Bei Frauen mit besonders großen Brüsten kann sich Intertrigo in der Hautfalte unter den Brüsten bilden, da sich dort Feuchtigkeit und Wärme stauen können. Menschen mit Urin- oder Stuhlinkontinenz bzw. Menschen, die Windeln verwenden, leiden häufiger an Intertrigo im Anal- und Genitalbereich, weil dort einerseits Urin und Stuhl die Haut reizen können. Schließlich müssen besonders auch bettlägerige Menschen auf Hautstellen achten, die auf dem Bett aufliegen. Sowohl der ständige Druck auf diese Stellen als auch die Ansammlung von Schweiß und Wärme können hier zu Intertrigo führen. Schon mit einfachen Maßnahmen lässt sich das Auftreten einer Intertrigo verhindern oder zumindest deutlich reduzieren:

1. Eine leichte Rötung oder dezentes Jucken können erste Anzeichen für eine beginnende Intertrigo sein. Daher ist es wichtig, auf diese ersten Anzeichen einer Intertrigo zu achten.

2. Nach dem Duschen und Baden muss der Körper - besonders zwischen den Zehen und in anderen Hautfalten, sorgfältig abgetrocknet werden.

3. An Körperstellen und Hautfalten, die durch Schweiß häufig feucht sind, sollen mit saugfähige Baumwolltücher oder Kompressen in diese Falten gelegt werden, um die Feuchtigkeit aufzusaugen.

4. Auf das regelmäßige Wechseln dieser Tücher muss geachtet werden. Andernfalls kann es sein, dass die vollgesogenen Tücher an der Haut scheuern.

5. Es wird empfohlen, sich einmal täglich mit mildem Duschgel oder mit leicht rückfettenden Waschlotionen zu waschen oder zu duschen.

6. Wird der natürliche Schutzfilm der Haut durch die Verwendung von Alkohol oder Gallseife zerstört, wäre sie anfälliger für Krankheitserreger und Reizungen.

7. Auf keinen Fall Puder oder andere körnige und verklumpende Produkte anwenden. Durch die Anwendung von Puder bilden sich kleine Klumpen, die auf der Haut scheuern können und eine zusätzliche Reizung verursachen.

8. Hautpflegeprodukte wie zum Beispiel Pflegecremes oder -öle sind zur Vorbeugung von Intertrigo erlaubt. Allerdings dürfen die Pflegeprodukte nur dünn aufgetragen werden. Die Bildung dicker Filme auf der Haut können Feuchtigkeit und Wärme hervorrufen und dann eher die Bildung von Intertrigo fördern.

9. Das Tragen von enger Kleidung oder enger Schuhe ist kontraproduktiv. Luftige Kleidung sorgt dafür, dass Feuchtigkeit und Wärme auf der Haut gut abtransportiert werden können.

10. Atmungsaktiven Materialien wie Baumwolle ist gut, dagegen sind synthetische Materialien wie Polyester schlecht, da sie verhindern, dass Feuchtigkeit und Wärme von der Haut entweichen können und somit die Bildung einer Intertrigo fördern.

11. Das Tragen eines BHs verringert die Reibung zwischen Brüsten und Oberkörper. Außerdem wird so verhindert, dass sich dort Feuchtigkeit staut.

12. Bei Personen, die Windeln tragen, sollte auf einen häufigen Wechsel der Windel geachtet werden, damit Urin und Stuhl nicht über längere Zeit auf die Haut einwirken können.

13. Bei übergewichtigen Menschen empfiehlt sich eine Gewichtsreduktion, um Hautfalten zu verkleinern bzw. idealerweise ganz loszuwerden. Besonders bei adipösen Menschen gibt es schnell Rötungen unter der Bauchfalte oder unter den Brüsten. Zur Vorbeugung einer Intertrigo gibt es spezielle Wundschutzcremes.

14. Ältere Menschen und Menschen mit stark eingeschränkter Bewegungsfähigkeit benötigen häufig Hilfe bei der Körperhygiene. Bei bettlägerigen Personen sollte regelmäßig, zum Beispiel ein- bis zweimal wöchentlich, die Haut angeschaut werden, um beginnende Intertrigo schnell zu erkennen. Außerdem ist ein regelmäßiges, gezieltes Umlagern im Bett wichtig, um einzelne Hautstellen nicht zu stark zu belasten

18. Lösung   Die Pflegedokumentation

Die Pflegedokumentation wird in der Kranken-, Alten- und Kinderkrankenpflege eingesetzt. Bei der Aufnahme in eine Pflegeeinrichtung wird für jede zu pflegende Person eine eigene Dokumentationsakte angelegt. In ihr wird schriftlich festgehalten, welche Maßnahmen im Rahmen des Pflegeprozesses geplant und durchgeführt wurden. Um eine nachweisbar angemessene Pflege und Betreuung für die in der Einrichtung lebenden Bewohner/-innen sicherzustellen, ist die Pflegedokumentation unerlässlich. Sie ermöglicht durch konkrete Vorgaben ein einheitliches Vorgehen aller an der Pflege und Betreuung beteiligten Personen und sie erleichtert die Überprüfung und Bewertung der geplanten Pflege. Die Pflegedokumentation dient dem Nachweis der Erbringung der geplanten Maßnahmen und ermöglicht die Identifizierung der durchführenden Personen. Pflege und Betreuung werden nachvollziehbar und transparent.
Die Verpflichtung zum Führen einer Pflegedokumentation leitet sich aus den Maßstäben zur Qualität und Qualitätssicherung gemäß § 80 SGB XI, aus den Rahmenvereinbarungen nach § 75 SGB XI, aus § 85 Abs. 3 SGB XI und aus § 11 des Heimgesetzes ab.
Jede Pflegedokumentation setzt sich aus Basis- und Zusatzelementen zusammen. Je nach Anbieter und Einrichtung variieren Art, Umfang und Anzahl der Basis- und Zusatzelemente erheblich. Unter Basiselementen versteht man grundsätzlich solche, die in jede Pflegedokumentation gehören. Zusatzelemente sind solche, die je nach Bewohnersituation der Pflegedokumentation beigefügt werden und zu führen sind. Grundsätzlich fällt die Pflegedokumentation unter den Datenschutz. Nur unmittelbar an der Versorgung beteiligte Personen dürfen Einsicht in die Dokumentation nehmen. Der Zugang für Dritte oder die Weitergabe von Dokumenten / Informationen ist ohne das Einverständnis der zu pflegenden Person verboten.

Jeder Einrichtung ist es freigestellt, in welcher Form die Dokumentation durchgeführt wird. Es gibt daher keine weiteren Vorgaben bezüglich des einzusetzenden Pflegedokumentationssystems.

Die Basiselemente der Pflegedokumentation ergeben sich aus dem Pflegeprozess wie folgt:

1. Sammeln von Informationen

2. Erkennen von Problemen und Ressourcen des Bewohners/der Bewohnerin

3. Festlegen der Pflegeziele

4. Planen der Pflegemaßnahmen

5. Durchführen der Pflege

6. Beurteilen der Wirkung der Pflege auf den/die Bewohner/-in

Beim Sammeln der Informationen werden die Stammdaten erfasst, wie beispielsweise:
- Angaben zur Person einschließlich der Konfession
- Versicherungsdaten, Kostenübernahmeregelungen, Pflegestufe nach SGB XI
- Datum des Einzugs bzw. Umzugs innerhalb der Einrichtung
- Medizinische Diagnosen
- Informationen zu Allergien
- Informationen zur Kostform
- Medizinische Versorgungssituation (Haus-, Fach- und Zahnärzte/-ärztinnen,
- Krankengymnastik, Ergotherapie, Hilfsmittel, auch Schmerz- mittelpumpen, Herzschrittmacher, Aufenthalte in Rehabilitationseinrichtungen und/oder Krankenhäusern etc.)
- Soziale Versorgungssituation (Bezugsperson, Vollmachten, ggf. gesetzliche/r Betreuer/-in mit Wirkungskreis, ggf. Seelsorger/-in)

In einer Pflegeeinrichtung kann die Pflegedokumentation folgendermaßen strukturiert werden:

1. Stammblatt

2. Grundpflegenachweis Früh- und Spätdienst

3. Grundpflegenachweis Nachtdienst

4. Medizinische Pflege sowie pflegerische und medizinische Maßnahmen

5. Medikamente

6. Visitenblatt

7. Fähigkeiten im Bezug auf die Aktivitäten und Existentielle Erfahrungen des Lebens (AEDL) wie z.B. Kommunizieren, sich bewegen, vitale Funktionen des Lebens aufrechterhalten, sich pflegen, Essen und Trinken, Ausscheiden, sich kleiden, Ruhen und Schlafen usw.

8. Berichte

9. Grundpflege Kontrollblatt

10. Mögliche weitere Blätter z. B. zur Inkontinenzversorgung, Diabetesüberwachung

Zu den Basiselementen einer gut geführten Pflegedokumentation gehört auch ein Biographiebogen. Die Lebensgeschichte eines Menschen liefert für die Pflege und Betreuung wichtige Informationen. Diese können die Eingewöhnung in die neue Wohnsituation erleichtern. Zu berücksichtigende bzw. zu erfassende Informationen sind beispielsweise:
- familiäre Situation und regionale Herkunft
- Schulbildung, Ausbildung, ausgeübter Beruf, Tagesgestaltung
- Sprache (Dialekt, Fremdsprache)
- Verhaltensweisen
- Lebensweisen und Traditionen
- prägende Ereignisse und Werte
- Gesundheitsgeschichte.

Ein wichtiger Punkt in der Pflegedokumentation ist auch die ärztliche Verordnung. Selbstverständlich muss jede Delegation durchzuführender ärztlicher Tätigkeiten an Pflegefachkräfte durch Ärzte/Ärztinnen nachvollziehbar dokumentiert sein.

Es müssen immer alle Angaben für eine sichere Vergabe von Arzneimitteln vorliegen. Die Richtigkeit der Verordnung wird entweder in der Pflegedokumentation selbst durch den Arzt/die Ärztin bestätigt oder aber über ein Fax, welches die aktuelle Medikation ausweist.

Bei der Ausformulierung des Pflegeberichts sollten Pflegekräfte folgende Regeln beachten:
- Treffend und genau formulieren, ohne dabei wertend zu sein

- Nicht nur Besonderheiten aus der Untersuchung eintragen, sondern auch die eigene Reaktion darauf
- Auf Kontinuität achten
- Keine langen Aufsätze schreiben, sondern so knapp wie möglich formulieren
- Unklare Aussagen vermeiden

Wenn ein Dokumentationsblatt voll ist, muss es ausgetauscht und archiviert werden. Dabei muss der Datenschutz beachtet werden! Unbefugten darf auf keinen Fall Zugriff auf Dokumentationsunterlagen gewährt werden.
Mit Blick auf die unangekündigten MDK-Prüfungen ist es sinnvoll, regelmäßig einen Check der Pflegedokumentation vorzunehmen. Das zehnte Sozialgesetzbuch (§ 104 SGB XI) ermächtigt den MDK, im Rahmen einer Qualitätsprüfung Pflegedokumentationen einzusehen und zu kopieren. Selbstverständlich darf die zu pflegende Person die über sie angelegten Unterlagen sehen. Das Recht ergibt sich aus einer Nebenpflicht zum Heimvertrag und aus § 810 Bürgerliches Gesetzbuch (BGB). Dieser Paragraf spricht demjenigen das Recht auf Einsicht zu, der ein rechtliches Interesse hat und dieses ergibt sich allein schon aus dem Recht auf informationelle Selbstbestimmung.
Der Anspruch der Pflegeperson ergibt sich außerdem aus dem Recht auf Selbstbestimmung und auf personelle Würde gemäß Art. 1 Abs. 1 in Verbindung mit Art. 2 Abs. 1 des Grundgesetzes (GG).

19. Lösung   Der Pflegebericht

Ein wichtiger Bestandteil der Pflegedokumentation ist der Pflegebericht, der auch als „Berichteblatt" bezeichnet wird. Der Pflegebericht dient der Darstellung des Verlaufs von Pflege und Betreuung. In ihm werden keine Leistungen als erbracht dokumentiert, sondern es werden pflegerelevante Informationen festgehalten. Der Pflegebericht spiegelt in einer fachsprachlichen Berichtsform die aktuelle Befindlichkeit von Patientinnen/Patienten und deren Pflegeverläufe wider. Ein Pflegebericht erfasst den momentanen, tatsächlichen Zustand des Pflegenden, dessen Entwicklung des Zustandes, dessen Probleme, Ressourcen, Befindlichkeit und dessen Reaktion auf bestimmte pflegerische Maßnahmen. Der Pflegebericht dient auch als Grundlage zur Einstufung Pflegebedürftiger in den Pflegegrad.

Damit eine Einstufung in den Pflegegrad erfolgen kann, stellt der Medizinische Dienst der Krankenkassen (kurz „MDK") die Pflegebedürftigkeit fest. Hierfür wird die Selbständigkeit in verschiedenen Lebensbereichen überprüft und erfasst.

Das Berichteblatt dient mit seinen Aussagen als Durchführungsnachweis. Der Pflegebericht ist somit ein wichtiges Hilfsmittel bei der Begutachtung durch den MDK.

Während eine Pflegeplanung die Beschreibung der angestrebten Entwicklung der zu pflegenden Person, der Ressourcen und Probleme sowie der pflegerischen Zielsetzung zum Inhalt hat und Maßnahmen beschreibt, um bestimmte Ziele zu erreichen(„So soll es sein und werden"), drückt der Pflegebericht einen Ist-Zustand („So ist es" / Befinden, Zustand, Reaktionen) aus.

Im Pflegebericht festzuhaltende Informationen sind:
- das aktuelle Befinden der Patientin/des Patienten: der Ist-Zustand
- Reaktionen auf durchgeführte Pflegemaßnahmen
- wichtige Geschehnisse, Beobachtungen, Informationen, positive und negative pflegerelevante Erlebnisse des Bewohners/der Bewohnerin
- akute Vorkommnisse und aktuelle Ereignisse (Stürze, akute Schmerzen, psychische Auffälligkeiten) nach dem Schema „Vorfall-Handlung-Ergebnis",
- Abweichungen vom Pflegeplan,
- aktuelle Probleme und Veränderungen, ungeplante Ereignisse
- Reaktionen auf pflegerische, medizinische und/oder therapeutische Maßnahmen
- Absprachen, Kooperationen, Konflikte mit Angehörigen
- Abweichungen von den geplanten Maßnahmen mit einer Begründung
- Ursachen bzw. Begründungen für die Veränderung der Ziel-/Maßnahmenplanung
- Begründung für Mehraufwand in der pflegerischen Handlung
- situationsgerechtes Handeln der Pflegepersonen bei akuten und immer wiederkehrenden gleichen Ereignissen (z.B. Stürze, Diarrhö oder Erbrechen)
- Gesprächsnotizen (Angehörige, Betreuer/-innen, Ärzte/Ärztinnen etc.).

Bei der Dokumentation im Pflegebericht ist darauf zu achten, dass Sprache die Haltung der Pflegeperson deutlich macht. Dies bedeutet, dass der Sachverhalt ohne Wertung wiederzugeben ist.

Der Pflegebericht dient der Evaluation der geplanten Pflege. In ihm werden alle Abweichungen von der geplanten Pflege dokumentiert und die Pflegeplanung wird entsprechend modifiziert.

Folgende Grundsätze für die schriftliche Verfassung eines Pflegeberichtes sind beispielsweise:

- eine möglichst präzise Formulierung: Verständliche, nachvollziehbare, treffende und eindeutige Formulierungen
- keine Bewertungen notieren, sondern sachliche, neutrale Beschreibungen
- bei Besonderheiten kann auch die eigene Reaktion dokumentiert werden
- Dokumentengerechte Verfahrensweise (Zeit, Unterschrift, etc.)
- gute Lesbarkeit

Ein Pflegebericht darf nicht gefälscht werden! Als Fälschung in der Dokumentation gelten das Verwenden von Tipp ex, Überkleben von Geschriebenem, Schreiben mit einem Bleistift und etwas unleserlich machen.

Ein Pflegebericht kann auch im zivilrechtlichen Prozess als Beweisdokumentation zum Tragen kommen. Bei einer korrekten und lückenlosen Dokumentation kann ein Pflegebericht vor Haftungsansprüchen schützen.

Als häufigster Grund für juristische Auseinandersetzungen im Zusammenhang mit der Pflege sind Sturzereignisse zu nennen.

(Quelle: www.bmfsfj.de et al.)

20. Lösung   Die Inkontinenz

Als Inkontinenz bezeichnet man den nicht kontrollierbaren, unwillkürlichen Abgang von Harn (= Harninkontinenz) Harn und die unfreiwillige Defäkation (= Stuhlinkontinenz). Die Harninkontinenz ist weiter verbreitet als die Stuhlinkontinenz.

A. die Harninkontinenz

Die Harninkontinenz wird oft auch mit Blasenschwäche, schwache Blase, unfreiwilliger Harndrang oder Harnverlust umschrieben.

Es gibt verschiedene Formen der Harninkontinenz; diese beruhen in der Regel auf Speicher- und/oder Entleerungsfunktionsstörungen der Harnblase beispielsweise bei Stress- und Belastungen, bei großem Harndrang usw.

Die Harninkontinenz stellt kein eigenständiges Krankheitsbild dar; sie tritt meist im Zusammenhang mit einer Erkrankung der Harnblase, der Harnröhre oder des Harnröhrenschließmuskels auf.

Mögliche Ursachen für eine Harninkontinenz sind z.B.:

• Schwäche der Beckenbodenmuskulatur
• Senkung des Beckenbodens
• Hormonelle Veränderungen
• Vergrößerung der Prostata
• Harnwegsinfekt
• Blasensteine
• Blasentumore
• Morbus Parkinson
• Multiple Sklerose
• Diabetes-Neuropathie
• Demenz im mittelschweren bis schweren Stadium
• Apoplex
• Hirntumore
• Verletzungen des Rückenmarks
• usw.

Bei 40 % der Bewohner/-innen mit Harninkontinenz kann durch gezielte Maßnahmen zumindest tagsüber Kontinenz erreicht werden. Vor der Einleitung einer Therapie steht immer die Diagnose.

B. die Stuhlinkontinenz

Bei der Stuhlinkontinenz unterscheide man drei Schweregrade:

1. Gelegentliche Verschmutzung der Wäsche und unkontrollierter Darmgasabgang

2. Häufige Verschmutzung der Wäsche und regelmäßig unkontrollierter Darmgasabgang mit gleichzeitigem Abgang von flüssigem Stuhl

3. Vollständig unkontrollierter Abgang von Stuhl und Darmgasen

Die Stuhlinkontinenz tritt seltener auf als die Harninkontinenz, ist für die Betroffenen jedoch weitaus belastender. Die Ursachen, die zu einer Stuhlinkontinenz führen können, sind vielfältig und können begründet sein

- in einer Störung der Impulsverarbeitung (z.B. bei Morbus Alzheimer oder Multipler Sklerose)
- einer psychischen/psychiatrischen Störung (Rückfall in kleinkindliche Verhaltensweisen, Psychosen)
- einer Unterbrechung der Impulsüberleitung (Querschnittslähmung)
- einer sensorischen Störung (Hämorrhoiden-Operation, Rektumprolaps, Dickdarmentzündung)
- einer muskulären Störung (Tumore, Abszesse, Fisteln, Überdehnung durch Obstipation, nachlassende Verschlusskraft).

Auch bei der Stuhlinkontinenz steht vor der Therapie die Diagnose, da es sich um ein Symptom einer ernsthaften, aber möglicherweise behandelbaren Erkrankung handeln kann.

In Bezug auf die Dokumentation der Pflege bei Inkontinenz werden folgende Empfehlungen gegeben:

1. Was Pflegekräfte unbedingt vermeiden sollen:
- Die Ablehnung des Arztes/der Ärztin, die diagnostische Abklärung einer Inkontinenz zu verordnen, zu früh akzeptieren
- Die Inkontinenz als Symptom des Alters verstehen
- Die Stuhlinkontinenz als nicht therapierbar hinnehmen
- Eine Diarrhö dauerhaft behandeln ohne vorausgegangene Diagnostik

2. Was Pflegefachkräfte veranlassen sollten:
- Eine kontinenzfördernde Umgebung sicherstellen

- Die Mitbehandlung und Diagnosestellung durch einen Urologen anregen
- Beratungsgespräche anbieten und Regeln für die Dokumentation festlegen
- Die Mitarbeiter/-innen zu allen die Inkontinenz betreffenden Themen schulen und sicherstellen, dass der Expertenstandard zu Förderung der Harnkontinenz bekannt ist, dass die Pflegenden die Risikofaktoren für die Entstehung einer Inkontinenz kennen, dass sie um die Behandelbarkeit bestimmter Harninkontinenzformen wissen, dass sie Hilfsmittel sicher anwenden und den Bedarf einschätzen können
- Kriterien für die Versorgung mit einer künstlichen Ableitung aufstellen, sicherstellen, dass die Entscheidung pflegefachlich und medizinisch begründet werden kann und Dokumentationsregeln festlegen

(Quelle: www.bmfsfj.de)